암을 이기는 사람들

그래도
잘 살고 있습니다

암 투병 수기집

암을 이기는 사람들

그래도
잘 살고 있습니다

· 매경헬스 · 중입자치료지원센터코리아 엮음 ·

매일경제신문사

환우들에게 희망을 전하는 선물

한국인 사망원인 1위 '암'. 세계로 진출하고 있는 한국의 의료 기술이지만 암은 여전히 풀어야 할 숙제로 남아 있습니다.

건강·의료 전문 미디어 매경헬스는 풀리지 않는 인류의 숙제 '암' 정복의 해답을 찾기 위해 꾸준한 활동을 하고 있습니다. 전문 가들이 끊임없는 연구를 통해 최신 치료법 개발 등 암 정복을 위 한 직접적인 활동을 하고 있다면, 매경헬스는 사회공헌과 지식공 유, 정보전달 등 미디어로서 암 정복의 단초를 찾는 데 앞장서고 있습니다.

2010년 '인류 암 정복의 현재와 미래'라는 주제로 〈국제암엑스 포〉를 개최했습니다. 이를 시작으로 2019년 제10회를 앞두고 있는 지금은 대표적인 암 정복을 위한 '건강박람회'로 자리 잡았습니다. 암 정복을 위한 노력의 일환으로 전 세계 석학들을 초청해 국내외 의료시장의 활동과 성과, 최신 치료법 등을 바탕으로 암 관련 정보를 공유하고 함께 논의할 수 있는 소통의 장을 만들었습니다. '암'을 주제로 진행된 국내 최초 사회공헌 형태의 박람회로 현재 '건강'을 주제로 개최되고 있는 다양한 행사들의 시발점이 되었다는 평가를 받고 있습니다.

어느 미디어보다 일찍 암 정복을 위해 앞장섰고 "언론은 다른 어떤 기업보다 사회적 책임을 성실히 수행해야 한다"는 이념으로 매년 국민건강증진을 위한 다양한 사회공헌 활동을 추진하고 있습니다. 〈국제암엑스포〉 이외에도 고령화 시대에 대비해 사회적 비용을 줄이기 위한 '미병(未病)캠페인', '치매예방교실', '대한민국 100세 건강 프로젝트 〈뱃살빼기 축지법〉 캠페인', '폐경극복 건강 캠페인' 등을 개최해 다양한 채널로 사회공헌에 앞장서고 있습니다.

언론은 빠르고 정확한 소식을 전달해야 하는 사명이 있습니다. 하지만 사회 취약계층이나 소외계층에 관심을 가지고 국가 및 사회구성원들이 이들의 목소리에 귀 기울일 수 있는 발판을 만드는 것 또한 언론의 중차대한 역할이라고 생각합니다. 이것이 바로 매경헬스가 '암투병수기 공모전'을 기획하고 3년째 이어가고 있는 이유입니다.

중입자치료지원센터코리아와 함께한 '암투병수기 공모전'은 2017년 시작해 올해로 네 번째를 앞두고 있습니다. 암투병수기 공모전은 암 환우뿐 아니라 그들과 함께 고통 받고 누구보다 암을 이겨내기를 응원하는 가족들을 위해 기획됐습니다. 그들의 이야기에 관심을 가지고 고통과 고민, 갈등을 조금이라도 나누기 위해 그들의 사연을 글로 받고 있습니다. 암 투병으로 몸과 마음이 지쳐 있는 사람들, 의료 서비스에서 소외받고 있는 이들에게 따뜻한 응원의 마음을 전달하고 나아가 현실적인 도움을 줄 수 있는 사회공헌사업으로 꾸준히 이어갈 계획입니다.

암투병수기집 《그래도 잘 살고 있습니다》는 이들의 투병과 극복 과정, 암을 이겨내기 위한 노력을 고스란히 담고 있습니다. 동시에 '건강하다'는 것이 얼마나 감사하고 귀한 자산인지 말해주는 책이기도 합니다. 수기집을 통해 암 환우들의 투지와 삶에 소중함이 다른 많은 환우들에게는 희망으로, 건강한 이들에게는 건강에 대한 소중함을 일깨워주는 귀한 선물이 되기를 희망합니다.

매경헬스 편집부

위로와 힘이 되었으면 하는 바람

현재 우리나라의 암 환자 수는 120만 명을 넘어섰습니다. 매년 20만 명의 암 환자가 발생하고 있는데, 질병 사망자 3명 중 1명이 암으로 사망하고 있습니다. 이렇듯 전 인류에게 암은 생명을 빼앗아가는 가장 위험한 질환 중 하나입니다.

암의 위협으로부터 국민의 건강을 지키기 위해 세계 각국은 끊임없는 노력을 하고 있으며, 암에 대한 치료법은 다양하게 발전 중입니다.

특히 일본은 1994년 약 1조 원의 예산을 들여 의료용 중입자 가속기를 개발해 암 치료에 도입했고, 현재는 일반 암에서부터 난치성 암까지 중입자선 치료를 적용해 다양한 종류의 암을 치료하는 것이 가능해졌습니다.

중입자 가속기를 암 치료에 도입한 일본 국립방사선의학종합연구소(NIRS)는 1년에 약 1,000명 정도의 암 환자만을 치료하기 때문에 외국인 환자에게 열린 치료의 문은 넓지 않았습니다. 그럼에도 중입자치료지원센터코리아는 이처럼 혁신적인 암 치료법 중 하나인 중입자선 치료를 우리나라의 암 환자가 받을 수 있도록 2012년 10월 일본 중입자선치료암환자지원센터와 업무협약(MOU)을 체결해 2012년 12월에 설립했습니다.

저희는 체계화된 시스템을 통해 일본 국립방사선의학종합연구소에서 유일하게 외래진료가 가능한 일본 입자선암상담클리닉과 MOU를 체결해 더 많은 우리나라 암 환자가 한국에서 받을 수 없는 치료를 일본에서 받을 수 있도록 지속적인 업무 관계를 유지 중입니다.

현재 일본의 선진 의료기술인 면역세포 치료를 한국인들에게 서비스하기 위해 도쿄의 뉴오타니 호텔 내에 입자선면역클리닉을 운영하며 일본 최고의 세포배양기관인 메디넷의 첨단 배양기술을 통해 최상의 면역세포 치료를 제공하고 있습니다.

중입자치료지원센터코리아는 설립 이후 지금까지 우리나라 암 환자에게 첨단의학과 최신 선진 의료기술에 대한 다양한 정보를 알려드리고자 '국제 암 정복 세미나'를 9회 동안 계속 개최했습니다. 또한 중입자선 치료에 대한 더 많은 정보를 공유하기 위해 일본 국립방사선의학종합연구소의 카마다 타다시(센터장), 노다 코지(연구소장), 츠지이 히로히코(전 센터장), 야마모토 나오요시(외과 과장), 야마다 시게루(소화기내과 과장), 코토 마사시(골육종 과장) 등 각 분야 일본 의료진들이 직접 세미나에 참석해 중입자선 치료에 대한 강연을 열었습니다.

2018년 11월 30일 제9회 국제 암 정복 세미나에서 제3회 '암 희망 수기 공모전'을 진행했습니다. 처음 1회와 2회의 암 수기 공모전을 진행했을 땐 아쉽게도 수기가 별로 많지 않았습니다. 그 후 세 번째 암 수기 공모전에서는 홍보에 의해 400편 이상의 많은 수기가 접수되었습니다. 책에 수록된 수기들은 암 수기 공모전 2회와 3회의 수기들 중 가장 적합한 수기들을 선별하여 집필한 것입니다.

책에는 암 환우분들 또는 환우 가족분들의 이야기가 수록되어 있습니다. 여기에는 비극적인 이야기도 담겨 있고, 희망적인 이야기도 담겨 있습니다. 읽는 이의 처지와 상황에 따라 받아들이는 감정과 느낌은 다를 수 있습니다. 하지만 어쩌면 적어도 희망을 줄 수 있고 동료 암 환우분들의 생활과 치료 방법 등을 알아갈 수 있는 기회가 아닐까 생각했습니다. 특히 암 환우분들은 본인이 제일 힘들고 절망적이라고 생각하실 수 있습니다. 그리고 그러한 생각들로 희망의 끈을 놓고 치료에 의욕을 잃어갈 수 있습니다. 하지만 세상에는 나보다 더 열악한 환경에서도 더 힘든 사람들을 생각하며 이겨내시는 분들도 있습니다. 그런데 그러한 사람들이 있다는 것과 그들의 스토리를 알 기회는 별로 없습니다.

암 수기 공모전의 출품 수기들을 읽으면서 이러한 생각을 했습니다. 이 많은 스토리가 암 환우분들 서로에게 힘이 되고, 더 나아가서는 아프지 않은 일반인들에게도 힘이 될 수 있는 수기일 수 있겠구나, 어떻게 하면 이런 수기들을 알릴 수 있을까…. 암 환우분들이나 그 가족분들이 이 글을 읽고 동병상련의 느낌 또는 희망을 얻으시며 위로가 되고 힘이 되었으면 하는 바람과 현재 아프지 않은 사람들에게도 더 감사한 삶을 살 기회가 될 수 있으면 하여 책을 출간하게 되었습니다. 암으로 고통받는 모든 분에게 조금이나마 도움이 되었으면 좋겠습니다.

이 책을 접한 모든 분들의 건강을 기원하며, 적극적인 치료로 투병을 극복하고 건강한 삶을 지향하는 암 환자분들을 응원합니다.

중입자치료지원센터코리아
대표 강태현

Contents

1장

가족이란 이름으로

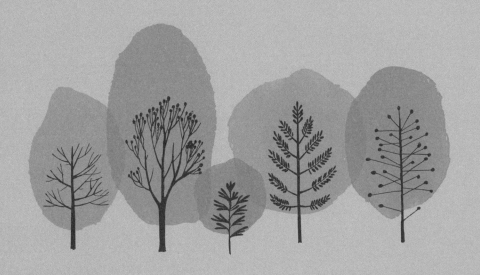

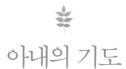

아내의 기도

류병환

　가방끈이 짧은 내가 이 글을 쓰는 이유는 딸의 끈질긴 설득 때문이었다. "지금이라도 누군가에게 희망이 되어주라"는 딸아이 말에 한 글자씩 적어나간다.

　나는 위암 3기로 수술을 받았다. 요즘 위암은 아무것도 아니라며 나를 몇 번이나 다독거리면서 씩씩하게 병원으로 갔지만, 막상 수술실로 실려 갈 때는 무서웠다. 모르는 사람들 속에 가만히 누워 나를 비추는 조명에 두려움이 엄습해와서 두 눈을 질끈 감아버렸다. 그렇게 영원히 깨지 않으면 어쩌나 하는 불안함을 안은 채 마취의 굴속으로 빠져들었다.

　2018년 9월 18일 오전 7시. 내 '위'에 허락도 없이 침투한 암 세균 덩어리를 제거하기 위한 수술이 시작되었다. 별것 아니라고 생각했던 수술이 열어보니 심각했나 보다. 식도 바로 밑으로 퍼진 암 세균을 제거하는 것보다 위 전체를 절제하는 것이 낫다는 판단에서 나는 위가 없는 사람이 되어 수술실을 나왔다. 4시간이나 걸린 큰 수술이었다. 나중에 들어서 알게 되었지만, 딸과 사위와 아내는 이미 알고 있었다고 한다. 내가 위도 없는 사람이 되어 나올 것이라는 걸.

눈을 떴을 때 세상이 희미하게 보였다. 영원히 탁하게 보이면 어쩌나 걱정을 했는데, 다행히 세상은 나에게 선명하게 다가왔다.

"여보, 괜찮아요?"

뭐라고 대답을 하고 싶은데, 입술 사이에 물기가 촉촉한 거즈가 물려 있다. 몸을 뒤틀었더니 수술 부위의 통증 때문에 얼굴이 저절로 찡그러졌다. 얼마나 많이 찢었는지 몸 전체가 바늘 침대에 누워 있는 것만 같았다. 젖꼭지 사이부터 배꼽까지 참 많이도 찢었다는 것은 수술하고도 이틀이 지난 후에야 알게 되었다. 목이 너무 탔다. 물을 벌컥벌컥 마시면 소원이 없겠다고 생각했다. 그러나 내가 얻을 수 있는 건 거즈로 입술을 적시는 것뿐이었다.

옷 가게를 하는 딸이 찾아왔고, 2교대 근무를 하는 사위도 잠을 자는 대신 나를 찾아왔다. 바쁘다는 핑계로 여기저기 다니던 아내도 내 옆에 꼭 붙어 있다. 그러고 보니 수술을 한 것도 썩 나쁘지 않다는 생각이 들었다. 서로 쳐다보지도 않던 가족들이 나를 중심으로 모여 있으니 이제야 사람 사는 분위기가 돈다.

"할아버지, 많이 아파요? 배를 이만큼 많이 찢은 거예요? 할아버지, 진짜 많이 아팠겠다."

이제 다섯 살이 된 손녀딸이 내 아픈 배를 만져주었다. 고사리 같은 손바닥이 내 배를 쓰다듬어주니 의사가 처방해준 약보다 훨씬 낫다. 간질간질 기분이 좋아졌다. 겨우 물을 마시기 시작할 때쯤 아내가 잔소리를 퍼부었다.

"어쩌자고 몸속에 암 덩어리를 키우고 있었어요? 아프면 바로 병원에 갈 생각을 해야지. 그게 그렇게 크도록 당신은 뭐 하고 있었어요?"

오랜만에 들어보는 아내의 잔소리도 정겹다. 아내는 결국 울음을 터뜨리면서 살아 돌아온 탕자라도 되는 양 나를 안아주었다. 나는 그런 아내의 등을 토닥여주었다. 아내의 아버지, 그러니까 내 장인어른은 위암으로 돌아가셨다. 위암임을 알았을 때는 수술도 할 수 없는 말기였다. 나 역시 그대로 두었으면 위암 4기, 말기가 되었으리라. 사위의 회사에서 마련해준 건강검진이 아니었다면 나 역시 그랬을지도 모른다. 3이라는 숫자 다음에 4라는 숫자가 뒤따라온다는 사실이 소름 끼치게 다가왔다.

내가 입원한 곳은 암센터 병원이다. 그래서 암 환자들이 하루에도 몇 명씩 수술을 하고 병실로 올라온다. 수술을 할 수 있고 치료를 할 수 있는 암이라는 사실에 모두들 감사하다고 말한다. 나 역시 그랬다. 늦어서 수술조차 할 수 없는 상황이 되었으면 얼마나 억울했을까? 그러나 그런 사람들 중에는 암에 걸린 사실조차 인정하지 못하는 환자도 있었다.

"내가 어떻게 살아왔는데, 나한테 왜 암 덩어리가 생기냐고! 앞만 바라보고 허튼짓 안 하고 정말로 착하게 살았는데, 하늘도 참 무심하지."

"살았잖아요. 그러면 된 거요!"

내 말에 병실 분위기가 무거워졌다. 살았다는 안도감인지, 아니면 앞으로 어떻게 살아가야 하는지에 대한 두려움 때문인지는 알 수 없었다. 내 나이 이제 67세다. 아직은 한창이라고 건강을 자부했었다. 백세 인생이라며 아직도 청춘인 것처럼 큰소리를 쳤다.

"아버지 건강은 걱정하지 마라. 너희한테 해를 끼칠 일은 없을 거다."

그렇게 자부했던 내가 '위암 3기'라는 판결을 받고 수술대에 올랐는데 위가 없어서 식도와 장이 바로 연결돼버렸다. 물 한 모금 제대로 마시지 못하고, 소변 줄을 꽂아서 가만히 누워 있는 상황에서 내가 할 수 있는 건 이런저런 생각뿐이었다. 말은 그렇게 했지만, 나 역시 억울하면서도 현실을 받아들이기가 쉽지 않았다.

나를 돌봐주는 가족들에게 더 이상 미안해하기 싫어서 내색은 하지 않았지만, 출구가 막혀버린 터널에 갇힌 기분이었다.

정년퇴직을 하고 이제 겨우 아버지 노릇, 남편 노릇을 해보려고 했는데 위암이란다. 50년 인생을 일만 하고 살았던 내가 받을 수 있는 퇴직금은 몇 푼 되지 않았다. 그것이라도 짠하게 여겨주셨으면 하나님은 나한테 이러시면 안 되는 거였다. 그러나 참으로 공평하지 않은 세상 속에서 나는 불평만 할 수는 없었다. 단지 살아서 숨을 쉴 수 있다는 사실에 만족해야 했다.

제일 힘든 건 앞으로 평생 죽을 때까지 술과 담배와의 영원한 작별이다. 저승 가고 싶으면 다시 마시고 피우라는 의사의 말은 사형선고처럼 들렸다. 술과 담배 없이 살아갈 수 있을까 싶으면서도 살아갈 수 있다는 확신을 내 마음속에 억지로 심었다.

"수술은 아무것도 아닙니다. 이제부터가 중요합니다. 음식 조절이 무엇보다 중요합니다."

살기 위해 먹었던 음식이 이제는 나를 죽일 수도 있겠다는 생각이 들었다. 병원에서는 군소리 없이 간에 기별도 가지 않는 죽이나 미음을 먹었지만, 집에서는 쉽지 않았다. 정말로 괜찮은 것 같은데, 이제는 어떤 음식도 먹을 수 있을 것만 같은데 아내는 맛이 전혀 없는 것들만 내 앞에 내놓았다.

"이런 것들만 먹고 평생을 어떻게 살아!"

나도 모르게 버럭 소리를 질렀다. 퇴원 후 나를 가장 아이러니하게 만드는 것은 나도 모르게 오락가락하는 감정선이었다. 화를 낼 상황이 아닌데도 나는 화를 내고 있었다. 짜증은 습관처럼 내가 뱉는 말에 묻어 있었다. 그런 나 자신에게 더 화가 나서 짜증이 났다. 아내는 아무 소리 없이 나를 받아주다가 혼자서 눈물을 훔쳤다. '그러지 말아야지' 하면서도 안 되었다. 위만 절제된 것이 아니라 감정 조절장치도 절제가 되어버렸나 보다.

의사의 말대로 본격적인 치료에 들어가자 나는 '굳이 이렇게 살아서 뭐 하나' 싶은 자괴감마저 들었다. 다행히 먹는 음식에 관해서는 점차 관대해졌다. 그러나 소화시키기 위해서는 내 노력이 필요했다.

어떤 음식이든 연동운동으로 소화를 시켜주었던 위가 없으니 나는 열심히 씹고 천천히 삼켜서 식도를 타고 소장으로 연결된 곳으로 흘려보내야 했다. 그것을 제대로 하지 않으면 '역류식도염'이 나를 괴롭혔다. 위 전절제술을 받은 환자에게 흔하게 나타나는 증상이라고 들었지만, 몸으로 받아들이기에는 참으로 힘들었다. 그럴 때마다 아내는 묵묵히 내 짜증을 모두 받아내 주었다. 하루에 3끼를 6끼로 나누어 식사를 챙겨주다 보니 밖에 나가 활동을 하면서 노후를 즐기던 아내는 꼼짝없이 집순이가 되어버렸다.

하루 종일 나와 얼굴을 맞대고 있으면서도 아내는 나에게 짜증을 부리지 않았다. 어린아이가 되어 생떼를 부리는 나를 받아주는 아내에게 미안하면서도 그런 감정을 제대로 표현하지 못했다.

병원에서는 정기적으로 위내시경을 하자고 했다. 처음에는 의아했다. 위도 없는데 무슨 위내시경을 하냐고! 그러나 그렇지 않다고 한다. 의사가 시키는 대로 "네! 네!" 하면 될 것을 뭘 안다고 시시콜콜 말대꾸다. 항암 약물치료는 당분간 보류시켜 보자고 했다. 나이가 있어서 몸이 제대로 받아들일지 걱정이라고. 무엇보다 환자의 의지가 강하고 음식 조절만 잘하면 하지 않아도 된다는 것을 의사는 몇 번이나 강조했다. 그 순간 음식에 대한 강박감 때문에 모든 것에 손을 놓고 싶다는 생각이 들었다. 돈이 아까워 제대로 먹지 못했던 것들이 떠올랐고, 여행 한 번 제대로 다녀보지 못하고 암 환자가 되어버린 나 자신이 불쌍하게 느껴졌다.

"이제부터라도 재미나게 살면 되지요."

아내의 말에 고개를 끄덕이면서도 위도 없는 내가 재미나게 살면 얼마나 재미있을까 싶었다.

"당신은 또 다른 인생을 사는 거예요. 살았잖아요. 그거면 된 거예요."

살았다는 아내의 말에 가슴속을 누르고 있던 무언가가 쑥 빠지는 느낌이 들었다. 암이라는 것에 무릎을 꿇고 엉엉 울고 있는 내 환영이 보였다. 더한 것도 참고 이겨내면서 70년 가까이 살았는데, 그깟 암 때문에 하루에도 몇 번씩 삶과 죽음 사이를 오가는 내가 한심하게 느껴졌다. 그런 나를 아내는 교회로 이끌었다.

"새벽잠이 없는 노인들이 교회로 다 모였네."

"가족들을 위해 기도하려고 온 거예요."

아내는 내 말에 퉁을 치면서 앞쪽에 앉았다. 아내 옆에 앉고 싶었지만, 기도를 방해할 것 같아 멀찍이 떨어져 앉았다. 나는 아내가 챙겨준 성경책을 폈다. 기도가 어색해서 성경책이라도 읽을 생각이었다. 하나님의 말씀이 적힌 성경책에서 나는 죽을 때까지 잊지 못할 아주 귀한 말씀을 찾게 되었다. 그건 아내가 나를 위해 꽂아둔 기도문(편지)이었다.

수술 직후 전신마취에서 깨어나기 전 찍은 사진 뒤에 아내는 떨리는 필체로 기도를 하고 있었다.

'제가 사랑하는 사람입니다. 살려주세요! 하나님은 예수님도 3일 만에 다시 살아나게 하셨잖아요. 하루도 쉬지 않고 열심히 살아온 저의 남편이자 아이들의 아버지입니다. 남에게 싫은 소리 한 번 하지 않고, 가족들을 위해 살아온 사람입니다. 자존심이 강해서 아프다는 소리도 제대로 하지 않았던 강한 사람입니다. 하나님의 전지전능하신 능력으로 살려주시기를 간절히 바라고 기도 드립니다.'

내 볼을 타고 눈물이 흘렀다. 그리고 두 손을 모으고 기도를 했

다. 나를 끝까지 믿고 바라봐 주는 아내를 위해, 그리고 우리 가족
들을 위해 기도를 했다. 절대로 암세포 따위한테 무릎을 꿇지 않
겠다고!

하나뿐인 내 사람

김정연(가명)

지금부터 36년간 살아온 내 이야기를 풀어보려 한다. 나는 1983년 10월에 태어나 나이 차이가 많이 나는 동생 둘에 장녀로 유년기엔 남부럽지 않게 나름대로 유복하게 자랐다. 대학 입학과 동시에 잘나가던 아빠의 사업이 부도가 나기 전까지는 말이다. 그때가 나에게 닥친 첫 번째 시련이었던 것 같다.

난 그렇게 아직 어린 동생들과 몸이 워낙 허약하신 엄마를 대신해 아버지와 함께 한 가정의 가장이 되어버렸다. 나의 꿈 따위는 생각할 겨를도 없었다. 그러다 보니 전공과는 전혀 다른 분야의 간호조무사란 길을 가게 되었다. 그런데 하다 보니 나름대로 적성에 맞았다. 이왕 하는 거 간호대를 가서 간호사가 되고 싶다는 생각을 하게 되었다. 하지만 아버지께 말을 꺼내기도 전에 아직까지 나의 도움이 필요하다는 걸 알게 되었다. 말도 못 꺼내고 그렇게 나의 두 번째 꿈을 또 접어야 했다.

그 후로도 남들만큼, 아니 그보다 더 치열하게 살았다. 그러면서 허리 디스크를 넘어 퇴행성 진단에 대상포진, 간수치가 높아져 황달까지 왔다. 이때부터가 전조 증상이었을까.

자꾸 몸에서 신호를 보냈지만 난 '피곤하고 힘드니 잠시 이러다 말겠지' 하고 넘겼다. 치료를 받고 휴식을 하니 좋아지기도 했다. 하지만 대수롭지 않게 넘겼던 그날들이 지금은 너무 후회스럽다. 그때라도 내 몸이 말하는 데 귀 기울이고 내 몸을 아껴줬어야 했는데.

그렇게 치료를 받으면서 내 일에 대한 커리어도 쌓이고 조무사 치고는 나쁘지 않게 생활했다. 하지만 나의 노력에도 집 상황은 많이 나아지지 않았고, 집에 대한 스트레스는 여전했다. 그런 와중에 한 남자를 만나 결혼까지 하게 되었다. 사랑하지 않은 건 아니지만, 현실에서 도피하고 싶은 마음이 조금 더 컸던 것 같다. 지금 생각해보면 말이다. 결혼 전 10년간 정말 너무 힘들었으니까. 정신적으로나, 육체적으로나.

결혼을 해서 여유롭진 않지만 나름대로 잘 지내고 있었다. 인천에서 강남까지 매일 출퇴근하며 다른 부부들과 마찬가지로 좀 더 나은 삶을 살기 위해 열심히 일했다. 그러다 몸이 너무 아프고 지치는 것 같아 마사지를 받으러 갔다. 마사지 중에 오른 쪽 유방에 뭐가 만져진다고 했다. 내가 만져보니 정말 돌맹이처럼 엄청 딱딱하게 꽤 큰 것이 만져졌다.

'어? 내가 팔을 많이 써서 그런가?'

근데 뭔가 느낌이 안 좋았다. 평소 같으면 병원에 안 갔을 텐데 그날은 뭔가 느낌이 이상해 다음 날 출근하자마자 근처 유방외과를 갔다. 초음파를 보니 모양이 많이 안 좋다고 했다. 조직검사를 해봐야 할 거 같단다.

'6개월 전에 그 병원에서 아무 이상 없다고 했는데, 오진이겠지. 별일 아닐 거야.'

수만 번 마음속으로 외쳤지만 나쁜 느낌은 틀리지 않았다. 결혼한 지 1년이 조금 넘어서였다. 그렇게 난 2015년 5월, 만 31세에 유방암이란 병을 판정받았다.

그때부터 수술, 항암, 방사선이라는 기나긴 치료를 받게 되었다. 처음 병원에서 초기일 거라는 말에 조금의 희망을 갖고 있었지만 3기였다. 수술 끝나고 들었던 '3기'라는 말이 처음 유방암이라던 그 말보다 더 무서웠다. 33년간 살면서 제일 무서운 말이었다.

절망이라는 걸 그때 알았던 것 같다. 아빠는 운전 도중 그 소식을 들으시고 우시다가 사고가 크게 났다. 다행히 사람이 크게 다치진 않았지만 차가 뒤집어질 정도의 큰 사고였다. 치료받고 있던 병원이 친정 근처라 수술하고 퇴원해서 친정에 있는데 남편이란 사람이 집 앞으로 찾아왔다.

"헤어지자. 아이 갖기 힘들지 않을까. 미안하다."

그렇게 이별 통보를 받았다. 난 잠시 떨어져서 일단 시간을 먼저 갖자고 잘 타일렀다. 그 후 힘들고 어렵다는 항암 산을 절망적인 마음으로 시작하게 되었다. 정말이지 지옥 같은 시간이었다. 나쁜 일은 연달아 온다더니 정말 끝없이 나쁜 일이 우리 가족에게만 일어나는 것 같았다.

남편이란 사람은 그사이 다른 여자를 만났단다. 항암 때문에 빡빡머리가 되어 힘겨운 싸움을 하고 있는 나에게 위로의 말은커녕 "빨리 짐 빼서 가져가라", "언제 정리해줄 거냐" 하며 정말 날 두 번 죽이는 것이었다. 그럼에도 난 자존심이고 뭐고 다 버리고 매달렸다. 그래도 남편은 매몰차게 날 내쳤다. 임신하기 힘들지 않겠냐고, 자긴 아이를 너무 원한다고. 정말 죽고 싶었다.

내가 발병하기 6개월 전에 어머니도 갑상선암 판정을 받았는데 다행히 초기여서 수술 후 약만 드시는 상황이었다. 그래도 암 환자인데 내 병간호를 하시느라 정신적으로, 육체적으로 많이 힘드셨을 것이다. 그 와중에 사위란 사람은 아이를 갖기 힘들다는 이유로 딸에게 이별 통보를 했으니 얼마나 억장이 무너지셨을까.

그렇게 불효를 하며 지옥 같던 시간을 버티고 버텨 오지 않을 것 같던 1년이란 시간이 흘렀다. 그리고 나의 버킷 리스트 중 하나인 '해외여행'을 해보기로 결심했다. 난 사실 아프기 전까지 해외라곤 서른 넘어 신혼여행이 처음이었다. 친구들이 유럽으로 배낭여행 다닐 때 나는 돈 벌어서 집에 보태드려야 하는 상황이었으니 그럴 여유가 없었다. 힘든 항암을 버틸 수 있었던 유일한 버팀목이 부모님과 나의 버킷 리스트였다.

"항암만 끝나 봐라, 못 해본 해외여행 원없이 하리라!"

가장 해보고 싶은 유럽으로의 배낭여행은 기간이 길고 무리일 것 같다는 주변의 만류가 있었다. 그래서 두 번째 소망이었던 '뉴욕에서 보내는 연말'을 이루기 위해 6개월간의 준비 끝에 2016년 12월 뉴욕으로 떠났다. 모든 치료가 끝나고 1년이 지났을 때다.

뉴욕에 도착한 그 순간 난 하염없이 눈물을 흘렸다. 끊임없이 흐르던 눈물과 그 기분은 아직도 생생하다. 젊은 나이에 3기라는 암 판정도 모자라 결혼생활까지 끝내야 했던 시련을 버티고 힘겹게 여기까지 와준 나 자신이 너무 기특하고 또 기특했다. 지금 생각해도 소름이 돋는다.

뉴욕에 살고 있던 오래된 남자 친구를 만나기로 했는데, 다른 친구와 같이 왔다. 본인들도 휴가라 맨해튼에서 연말 즐기려고 왔단다. 먼 타지에서 살고 있으니 고국에서 온 친구가 그리도 반가웠는지 엄청난 환대를 받았다. 한국 오기 전까지 친구와 함께 왔던 다른 친구가 휴가가 길어 날 데리고 여기저기 데리고 다녀주었다. 우리는 뮤지컬도 보며 함께 시간을 보내게 되었다.

그 후 한국으로 돌아와 그 친구와 계속 연락을 하게 되었는데, 어느 날 여느 때와 마찬가지로 통화를 하는데 다른 날과 좀 달랐다. 뭔가 할 말이 있는데 머뭇거리는 것 같았다. 그러다 뜻하지 않게 고백을 받게 되었다. 사실 난 기쁨보다 망설임이 컸다. 나에겐 누구에게 말 못 할 아픔들이 있었으니까. 혼인신고는 안 했지만 사실혼 관계에 있었던 과거와 암이라는 나쁜 녀석과의 싸움을 하고 있었으니. 고백한 친구에게 어렵게 말을 꺼냈더니 결혼했던 건 친구에게 들어서 알고 있으며, 그것은 문제가 안 된다고 했다.

"그런데 더 큰 문제가 있어. 사실 내가 지금은 건강하지만 병이 있어. 암이야, 유방암."

"상관없어. 아픈 게 죄야? 아픈 게 왜? 지금도 전혀 아파 보이지 않고 앞으로 더 건강해질 테니까 상관없어!"

그렇게 우린 미국과 한국이라는 나라에서 힘들고 먼 연애를 시작하게 되었다. 우리에겐 그런 것 따윈 전혀 장애가 되지 않았다. 그렇게 애틋하게 한국과 미국을 오가며 사랑을 키워오다 그 친구가 2018년 1월에 한국 와서 양가 부모님 뵙고 2월에 미국으로 들어가 혼인신고를 먼저 하게 되었다. 내 영주권 신청을 위해서였다.

그렇게 내 인생은 조금씩 나아지고 있었고, 아픔 따윈 전혀 생각도 안 날 만큼 이제 행복한 일만 생기겠구나 하고 있었다. 적어도 5월 전까지는.

누가 내 행복을 시기라도 한 걸까. 아직 감내해야 될 시련이 남은 걸까. 3년째 되는 정기검진에서 재발이라는 판정을 받았다. 지난 3년간 옆에서 병간호를 해주신 부모님, 이젠 남편이 된 그 사람에게 너무 미안하고 죽고 싶을 정도로 힘들었다. 부모님과는 내가 끊을 수 있다고 끊을 수 있는 관계가 아니니 어쩔 수 없지만, 그 친구는 뭔 죄인가 싶어 그 사람을 위해 헤어지자고 했다. 하지만 그 친구가 화를 냈다.

"왜 그런 생각을 해. 다시 치료 잘 받아서 건강해지면 되는 거야. 당신 병 있다는 말 듣고도 여기까지 진행하고 왔다는 건 이런 일이 생길 것까지 예상했던 거야. 그 시련이 조금 빨리 오긴 했지만 오히려 잘된 거라 생각해. 나도 당신 아픔에 대해 제대로 알지 못했는데 이번 일로 경각심을 갖고 공부할 수 있는 기회가 되었고, 나중에 늦게 발견된 것보단 빨리 나타나서 빨리 치료할 수 있으니 나은 거라 생각하자. 아이도 당신이 건강해야 있는 거야. 그러니 그런 생각할 때 건강관리 어떻게 할지 그것만 생각하자. 난 당신 끝까지 책임지고 싶고, 또 그렇게 할 거야. 아이 없으면 어때? 우리끼리 여행 다니며 알콩달콩 살면 돼!"

그 말이 고마우면서도 얼마나 마음이 미어지던지 눈물만 났다. 그렇게 다시 한 번 힘을 내 얼마 전 수술을 무사히 잘 마쳤다. 다행히 검사상 보이던 하나만 나쁜 것이라 마음이 한결 편해졌지만, 재발이기 때문에 불안하고 매일 지뢰밭을 걷는 심정이었다. 옆에서 용기를 주며 나쁜 생각 못 하게 잡아주는 하나뿐인 그 사람과 부모님을 위해서라도 다시 한 번 용기 내어 이겨낼 것이다. 아직 살아갈 시간이 많기에 그사이 또 어떤 시련이 올지 모르지만 그럼에도 다시 한 번 용기 내어 일어날 힘을 갖게 될 수 있는 건 내 옆을 든든하게 지켜주며 기쁨과 슬픔을 함께 나눠 줄 하나뿐인 내 사람이 있기 때문이라 생각한다. 그런 내 사람에게 말하고 싶다.

"멀리 있어 내 옆에 있어주지 못해 마음 아파 하며 힘들어하는 당신. 당신이란 존재가 있어 너무 고맙고 또 고마워. 사랑한다는 말 하고 싶어. 나 당신 덕에 다시 용기 내서 이번에도 꼭 이겨내겠다고 약속할게! 꼭 이겨내서 우리 행복하게 건강하게 살자!"

주님의 사랑과 은총으로

이민해

나는 1979년도에 결혼해서 시부모님과 시집살이를 하면서 딸 넷, 아들 하나를 둔 엄마다. 남편의 큰 부도를 2번이나 겪으면서 집도 넘어가고 하루아침에 오갈 때 없는 상태에서 시아버님은 지병으로 돌아가셨다. 그리고 나는 여덟 식구를 먹여 살리기 위해 카드빚으로 식당을 운영했다.

식당은 마음같이 잘되지 않았고 생활은 무척 힘들어졌다. 가게 월세를 주지 못하자 가게 주인은 비품을 그대로 두고 나가라고 했고, 카드회사에서는 돈 갚으라고 밤낮으로 집에 찾아왔다. 정신적으로 너무 힘들어 죽으려고 하다가도 아이들이 있는데 죽을힘 있으면 더 열심히 살아야지 하는 마음으로 견뎠다.

어느 날 집에 법원에서 나와 가전제품, 가구, 피아노, 컴퓨터 등 쓸 만한 물건에는 빨간 차압 딱지를 붙이고 돌아서서 정들었던 살림살이를 2배 가격으로 찾으라고 했다. 3일간의 시간을 주었지만 돈은 한 푼도 없었다. 3일이 지나자 트럭으로 다 실어갔고 어수선한 집은 온통 빈집 같았다.

초등학교 4학년이었던 아들 책상까지 하루아침에 없어졌다. 어떻게 설명을 하고 달래야 할지 막막했다. 아들은 엄마 품에서 울고만 있었다. 시누이 셋이서 나를 흔들고 때리고 쥐어박았다. 카드빚은 졌지만 집의 부도는 나와는 아무 관계도 없었는데 남편이 집에 없었던 관계로 나만 당한 것이다.

그때 스트레스로 병이 생겼나 보다. 여덟 식구를 먹여 살리기 위해 카드빚을 졌는데 도와주지는 못할망정 육체적·정신적 고통을 가해 왼쪽 팔에 마비가 왔다. 하지만 건강보험을 유지하지 못해 병원도 못 가고 그냥 집에서 나 혼자 방식으로 밤낮으로 주무르기만 했다. 아이들 학자금과 카드빚은 신용회복을 해 7년 동안 갚기로 했다.

아직 젊은데 뭘 해도 할 것 같았고 될 것 같았다. 비록 빈손이지만 이제는 열심히 살겠다고 스스로 결심하면서 남의 주방일을 3년쯤 하고 있을 때, 그러니까 2006년 여름 소변에서 피가 아주 빨갛게 나왔다. 너무 놀랐지만 돈이 없고 당장 병원 갈 준비도 안 되어 있어 걱정만 했다. 다음 날 아무 이상이 없는 것 같아서 계속 일을 다녔다.

한 달쯤 지났을 때 일을 마치고 집에서 소변이 나오지 않아 미칠 지경이었다. 힘을 주고 또 힘을 주었더니 핏덩어리가 나오면서 바로 어지럽고 배가 아프기 시작했다. 어느덧 6학년이었던 아들에게 엄마 배가 아프다고 말하니까 아무것도 하지 말고 그냥 자고 일어나면 괜찮을 테니 자라고 하는 것이었다. 아들은 잠이 들고 남편은 술에 취해 다른 방에서 꿈쩍도 않고 있었다.

응급실에 가고 싶었지만 돈 때문에 가지 못했다. 혹시 암이면 어떡하지. 암은 아프면 안 된다는 말은 많이 들어봤는데 밤새도록 어지럽고 매스껍고 배가 아팠다. 심한 진통으로 울면서도 온통 걱정뿐이었다.

날이 밝아 남편과 개인병원에 갔더니 결석이라고 했다. 다행이라고 생각했지만 주사를 맞고 약을 먹고 하루가 지나고 이틀이 지나도 증상은 더 심해질 뿐이었다. 구토를 하고 어지러워 일어설 수도 없어 시집간 큰딸과 사위 도움으로 종합병원에서 CT, 초음파와 피검사를 했다.

결과는 청천벽력 같았다. 신장암이라는 것이었다. 카드빚도 갚아야 하고 아이들 공부도 시켜야 하며, 아직은 할 일이 태산 같은데 내가 왜 암에 걸렸을까 믿기지 않았다.

CD와 소견서를 들고 무조건 삼성서울병원으로 가고 싶었다. 비뇨기과 최○○ 교수님께 신장암 2~3기 진료 확인을 받고 2006년 11월 20일 오른쪽 신장을 떼어내고 8일 만에 퇴원을 했다. 그렇게 회복하던 중에 시어머님이 돌아가시고, 부도난 집을 떠나 포항에서 경산의 어느 원룸으로 이사를 했다.

수술 후 몸이 가벼워서 무엇이든 할 수 있을 것 같았고, 뭐라도 해야 했기 때문에 또 자그마한 식당을 차렸다. 남편은 홀 서빙을 하고, 나는 주방에서 밤늦게까지 이를 악물고 일했다.

병원 검사를 받고 진료가 있는 날에는 가게 문을 닫고 서울까지 갔다. 병원 가는 날은 한 번도 빠지지 않고 장거리를 5년 동안 다녔다. 다행히 결과는 좋았다.

그렇게 6년째 접어들면서 갑자기 열이 나고 너무 아파 구급차를 타고 종합병원에 갔다. 검사 결과는 '신종플루'였다. 식당은 일주일 동안 문을 닫아놓고는, 1인실에 입원하고 퇴원해서 다시 식당 문을 열어 열심히 장사를 했다. 쉬는 날도 없이 일만 하다 보니 피곤이 몰아쳤으나 참고 또 참았다.

그러던 어느 날 배가 아파서 죽을 것 같았다. 삼성서울병원 담당 간호사께 전화로 예약을 했다. CT, 엑스레이, 피검사, 소변검사 결과는 췌장암이었다. 진짜 울어야 할지 웃어야 할지 모르겠고, 이제는 끝이겠구나 하며 나 혼자 걱정이 이만저만이 아니었다.

췌담도과 허○○ 교수님을 소개받아 2012년 4월 19일 수술 날짜를 정해놓고 식당에는 종업원을 한 명 구해 입원을 할 수 있었다. 췌장 60%를 잘라내고 담도 여기저기를 잘랐다. 큰 수술만 2번이나 하고 정기적으로 검사받은 지 2년 정도 되었을 때 췌장의 40% 남은 것에 잔잔한 것이 여러 개 생겼는데 어떻게 할지 비뇨기과 교수님께서 물어보셨다.

췌담도과 교수님은 수술을 못 한다고 하셨고 나도 안 하겠다고 했는데, 둘째딸이 비뇨기과 교수님께 표적치료제 수텐항암제에 대해 물었다. 그 약은 췌장에 쓰는 약이 아니라고 하셨지만 내가 먹어보겠다고 하니까 처방을 해주셨다.

28일, 4주간 먹고 2주간 휴약을 한다는 설명을 듣고 다음 검사 예약을 하고 다음 날부터 수텐항암제를 매일 아침 식후 정해놓은 시간에 먹었다. 그리고 10일쯤 먹은 뒤 죽다가 살았다. 응급실에 갔더니 혈소판 수치가 너무 내려가 있었다. 코피가 줄줄 났다.

갑상선 저하증이 생겼는데 종합병원이라 해도 지방병원 과장님은 나 같은 환자를 경험해본 적이 없어서 어떻게 할지 당황하셨다. 서울 ○○병원 간호사께 전화를 걸었더니 당장 올라오라고 하셨다.

피검사 결과를 교수님께서 보시더니 당장 수텐항암제를 중단하고 입원하라고 하셨다. 식당은 폐업을 했고 수텐항암제를 다시 먹는 동안 머리는 다 빠져 있었다. 코와 잇몸에서 피가 나오고 온몸의 근육이 빠졌다. 입안은 헐어서 과일도 먹지 못하고 자극적인 것은 물에 말아 먹었다. 된장 속에 박아둔 짜디짠 무장아찌 한입이 제일이었다.

발바닥이 아파서 걸을 수도 없었고, 손가락 끝은 껍질과 함께 턱 갈라지고 갑상선 저하증으로 내분비과 정○○ 교수님께 처방받아 약도 먹게 되었다. 2014년 2월 26일부터 2015년 11월까지 검사받고 약 먹고 치료를 잘 받아 췌장은 좋아져서 수텐은 그만 먹어도 된다고 했다.

"하나님, 감사합니다."

죽지 않고 살아 있다는 것에 나 스스로에게 고마웠다. 때로는 울기도 많이 했다. 그래도 나는 좋은 결과 덕분에 1년 동안 일을 다니게 되었다. 물론 검사는 빠지지 않고 받으러 다녔다. 어느 날 10년 넘도록 같이 한 비뇨기과 교수님께서 강북 ○○병원으로 가신다고 했다.

교수님을 따라갈지, 아니면 여기서 다른 교수님께 진료를 받을지 물어보셨다. 나는 내분비과도 여기에 와야 해서 그냥 여기 있겠다고 했고 6개월 후 다음 진료는 다른 교수님과 함께하기로 결정했다.

2018년 초 검사 결과는 비뇨기과 서○○ 교수님께서 하나뿐인 왼쪽 신장에 조그만 것이 보이는데 너무 작아서 뭔지 모르겠으니 2개월 정도 지켜보고 CT 찍고 피검사를 한다고 했다. 2개월 전 몇 밀리미터가 1센티미터로 커졌고, 옆에 1개가 더 생겨서 2개라고 했을 때 정말 울어야 할지 웃어야 할지 어이가 없었다.

하나는 고주파 치료로 태워 죽이고, 다른 하나는 소변 줄 옆이라 태우지 못하고 얼려서 죽인다고 했다. 그리고 치료비가 많이 든다는 것이었다. 실비보험도 없는데 걱정이 이만저만이 아니었다.

박○○ 교수님을 추천받았다. 수술이 아니고 시술이라고 하셨다. 5월 24일 입원해서 26일 퇴원하기로 결정했다. 나는 입원 전날까지 일을 했다. 의학이 아무리 좋다고 하더라도 두렵고 걱정이 되었다. 그럴 때마다 주님께 기도했을 뿐이다.

큰딸과 서울에 갔더니 오남매가 다 모였다. 엄마 병원비를 의논하는 모습에 면목이 없어 나도 모르게 눈물을 보이게 되었다. 다 같이 우는 바람에 잠시 눈물바다가 되었다. 나는 미안하다는 말 밖에 달리 할 말이 없었다.

6인실을 신청했더니 2인실이 예약되었다고 연락이 왔다. 4번의 암도 엄마가 이긴다 하고 한바탕 웃기도 했다. 밤 12시부터 물도 먹지 말라고 수액을 꽂았다. 아침 일찍 소변 줄도 달았고 낮 12시쯤 시술할 예정이라며 여기저기 사인을 하라고 했다.

그러다 갑자기 응급환자가 생겨서 난 오후 5시쯤으로 미뤄졌다. 교수님이 오셔서 오늘 못 하고 28일 월요일에 해야 되겠다고 하셨다. 나는 그렇게 하겠다며 6인실로 옮겼다. 1층 CT실 앞에서 기다리는 중 간호사들이 호스와 산소통까지 들고 왔다 갔다 할 때 나는 잠시 눈을 감고 기도를 했다.

'주님은 저에게 두렵고 힘들 때 용기와 힘을 주시며 저의 잘못도 용서해주시고 저의 아픔도 함께 짊어주시어 나쁜 병을 깨끗하게 없애시는 분이시니, 이왕이면 저에게 건강을 도로 주셔서 힘차게 살아갈 수 있도록 은총을 내려주소서.'

화살기도 중에 둘째 딸은 침대 위 엄마 머리 위에 보이지 않는 곳에 서서 소리 없이 눈물을 흘리고 서 있었다.

"딸아, 울지 마라. 엄마 괜찮다, 나을 거야."

그리고 CT실 안으로 들어갔다. 이후 이름과 생년월일을 묻고 바로 마취, 잠에 들었다. 둘째 딸은 아침부터 아무것도 먹지 않은 채 엄마만 지켜보고 있었다고 한다.

시술은 3시간이나 걸렸고 회복 시간은 40분이 걸려서 주님의 은총으로 병실로 옮겨졌다. 박○○ 교수님이 오셔서 시술은 잘되었다고 했다. 그런데 후원 이야기를 했다. 넉넉지 못해 아주 조금 했다. 비뇨기과 교수님이 오셔서 또 한 번 더 할지 모르겠다고 하셨는데, 그게 무슨 말씀인지 궁금했지만 자세히 물어보지는 못했다. 퇴원해서 한 달 후 검사 결과는 고주파 냉동치료는 잘되었는데 췌장에 잔잔한 것이 여러 개 보인다고 했다. '그때 그 말이 그 말이었구나' 하고 생각했다.

다시 CT를 찍고 MRI, 뼈 사진까지 찍었다. 이후 약으로 치료할지 지켜본 결과 2018년 7월 28일 표적치료제 수텐항암제를 또다시 처방받아 2주 복용 1주 휴약을 해야 했다. 그리고 이제 6주간이 지나면 검사를 한다.

머리가 빠지고 구토가 나왔다. 입에는 아무것도 넣지 말라고 한다. 살기 위해 수액을 맞으며 나는 열심히 치료 중에 있다. 5남매의 엄마로서 언제나 씩씩한 척 하늘이 무너지는 마음이 들어도 '제 탓입니다'라고 기도할 뿐이다.

어떤 때는 이렇게 힘들게 살면 뭐 하겠느냐는 생각도 든다. 아무도 몰래 흘린 눈물이 한 드럼은 될 것이다. 그렇지만 나는 매일 주님의 사랑과 은총으로 이왕이면 치료해서 건강하게 열심히 살아야겠다는 생각을 한다. 인생은 한 치 앞을 내다볼 수가 없고 알다가도 모르는 게 사람이고 인생인 것 같다.

전국의 암 환자 여러분 힘내세요. 암은 금방 죽는 병도 아니고, 소중한 나의 몸이므로 치료하고 관리해서 건강했으면 좋겠습니다. 제가 건강을 찾으면 그동안 안 해본 봉사 활동, 불우이웃 돕기를 조금이라도 해보고 싶습니다. 감사합니다.

나를 일으켜 세운 언니

박지연

나 박PD는 죽음과 대면했었던 힘든 시간을 잠시 이야기해볼까 한다. 아직도 2015년 그날의 기억이 생생하다. 낯선 진료실 문을 열고 들어가 앉았는데, 의사 선생님이 조용히 말씀하셨다.

"림프 전이가 의심되고, 열어봐야 알겠지만 2기에서 3기로 예후가 좋지 않은 삼중 음성 유방암입니다. 선항암을 할 경우에는 암의 크기를 줄여서 유방을 보존해보는 방법도 있고, 수술을 먼저할 경우에는 어쩔 수 없이 왼쪽 가슴 전체를 잘라내야 합니다."

'뭐라는 거지?'

의사 선생님의 말씀이 하나도 이해가 안 됐다. 오로지 기억나는 건 "암입니다" 한마디뿐. 그 소리를 듣는 순간 '나 죽는 거야?

내가? 왜? 왜 나야? 나 이렇게 멀쩡한데' 하는 소리 없는 항변이 터져 나왔다. 하지만 질문을 할 수도, 대답을 들을 수도 없이 그렇게 정신없이 바로 항암 치료는 시작되었다.

8회차로 총 16번의 항암주사를 맞았다. 처음 항암주사를 맞았을 때 '생각보다는 할 만한데?', '드라마에서는 변기를 붙잡고 토하던데?' 했는데, 자만이었는지 입방정이었는지 횟수를 거듭할수록 항암 부작용이 나오기 시작했다. 손발이 곪아서 고름이 차니 손톱이 들렸다. 혼자서는 단추조차 채울 수 없었다. 화장실에서도 바지를 내릴 수는 있었지만, 올릴 수는 없었다. 볼일을 볼 때까지 언니가 밖에서 기다리고 있다가 볼일을 다 보면 들어와서 바지를 올려주었다. 그럴 때마다 나는 똑바로 못 올린다고 언니한테 마구 화를 내며 문을 쾅 닫고 내 방으로 들어가 버렸다. 사실은 내 자존심이 상해서 나한테 화를 낸 거였는데.

항암을 하면 머리가 빠지는 스트레스가 심하다고 해서 미리 머리를 빡빡 밀었다. 어느 날 머리를 감고 수건으로 닦고 나오는데, 흰 수건에 짧고 검은 머리가 다닥다닥 촘촘히 박혀 있었다. 테이프로 하나하나 머리카락을 떼어냈다. 감겨진 테이프를 다시 떼어서 감아야 하는데, 손톱이 곪아 테이프를 풀 수가 없었다. 비참했다. 일상생활도 안 되는 쓸모없는 인간이 되어버린 느낌이었다.

'나는 정말 쓸모없는 인간인가?'

자존심이 상해서 미쳐버릴 지경이었다. 그렇다고 포기할 수는 없었다. 세상에 말해주고 싶었다.

"아니야! 난 쓸모없는 인간이 아니라고!"

누구도 물어보지 않았고, 누구를 위해서인지 모르겠지만 증명하고 싶었다.

눈썹이 다 빠져서 눈썹을 그리기 위해 손으로 튀어나온 눈썹 부분을 만져가면서 눈썹을 그려야 했다. 또 여성호르몬을 강제로 나오지 못하게 하는 항암 부작용 때문에 한여름에도 가발을 쓰고 땀을 비 오듯 흘리면서 일을 했다. 12월 31일 연말 제야의 타종 행사를 위해 영하 10도가 넘는 칼바람을 맞으면서 새벽 6시부터 그다음 날 새벽 3시까지 추위와 싸우면서 이를 악물고 미친 듯이 일했다. 하지만 그건 죽지 않으려고 버티는 것이지, 사는 게 아니었다.

'이렇게 살아서 뭐 하지. 사는 게 이런 거라면 이제 그 삶을 그만하고 싶다.'

스스로 삶을 그만두려 했다. 동 주민센터 인감증명 위임을 하고, 나만의 죽을 준비를 하나하나 하기 시작했다. 변호사를 만나 공증을 하고 내가 가진 얼마 안 되는 재산, 집, 장례식 비용을 빼고 나머지는 엄마랑 언니들 주고. 생각이 많았다.

'미리 정리해야지.'

그날따라 보이지 않는 인감도장을 찾기 위해 언니 방에 들어갔다. 나를 살려보겠다고 방 가득한 논문, 심리학, 암 관련 서적이 책상과 책장, 심지어 컴퓨터에도 빼곡히 있었다.

각자 바쁘게 살던 사람들이라 집에서 보는 시간은 주말이나 옷을 갈아입으러 들어갈 때뿐이었다. 동생이 산 것도 죽은 것도 아닌 삶의 그 어디쯤 있다고 생각해서였을까. 평생 밥 한 번 안 해본 귀하게 자란 언니가 나를 위해 처음 밥을 해줬다. 눈물이 났다. 너무 맛이 없어서. 암으로 죽는 게 아니라 이 밥을 먹다가 죽을지도 모르겠다는 생각을 했다. 죽으려고 삶을 포기한 내가 밥이 맛없다고 언니한테 화를 내고 짜증을 부리고 있었다.

그 욕을 먹고도 언니는 내 방에 들어와서 아무 말 없이 발부터 종아리, 허벅지까지 주물러주었다. 할 수 있는 거라곤 묵묵히 다리를 주물러주는 것뿐 아무것도 해줄 수 있는 것이 없었다고 한다. 그렇게 언니는 내게 몸으로 말을 건네주었다.

점차 쌓여가는 항암제 약물 때문에 방 밖으로 나오기조차 힘들었고 그냥 이대로 죽고 싶다는 생각만 하고 있었다. 그즈음 언니가 뒤에서 백허그를 하면서 하는 말.

"네 잘못이 아니야. 너는 이 세상에서 꼭 필요한 존재야."

울먹이는 언니의 떨림을 느꼈다. 언니는 말로, 그리고 몸으로 나를 쓰다듬어주면서 끊임없이 알려주고 있었던 것이었다. 그 순간 정신이 번쩍 들었다. 나를 사랑해주는 가족들을 두고 내가 무슨 생각을 한 거지?

마음을 다시 다잡았다. 그리고 나는 잃은 것보다 얻은 것들에 대한 소중함을 생각하면서 긍정적이고 명랑한 암 환자로 다시 태어나게 되었다.

"경험은 최고의 교육이자 스승이다"라는 말이 있다. 우연한 기회에 서대문구에서 암 경험자 조회 프로그램 기획을 도우며 나의 이런 경험이 누군가에게는 도움이 될 수 있다는 것을 알게 되었다. 원치 않는 어쩔 수 없는 경험을 통해 얻은 암 자격증이지만, 나와 같은 아픔으로 힘들어하는 암 환자들에게 경험을 나누고 위로가 될 수 있는 멘토 활동을 하면서 행복도 보너스로 얻었다.

그 경험을 바탕으로 나는 현재 암 환자들을 위한 유쾌 발랄한 팟캐스트 방송, 〈내가 암이라니〉를 진행하고 있다. 팬분들도 생겨 평소 하지 못했던, 마음에 담아두었던 것들을 하나 둘 이야기하고, 다 쏟아내면서 오히려 내가 힐링을 하고 있다. 이렇게 한 번의 고비 끝에 교훈을 찾고 따뜻한 해피엔딩으로 끝나면 참 좋겠지만, 인생은 역시 그렇게 만만하지 않았다. 인간이 원하든 원하지 않든 불행은 언제든 다시 또 찾아올 수 있었다.

2018년 5월 자궁내막암으로 자궁을 절제하면서 여성의 상징을 또 한 번 잃게 되었다. 하지만 이제는 나에게 소중한 것이 무엇인지 알기 때문에 더 이상 슬프거나 두려워하지 않는다. 인생수업이라 생각하고 지혜롭게 잘 이겨내고 있는 중이다. 복권에 당첨되었다고 당첨된 모든 사람이 행복하지는 않을 것이다. 마찬가지로 암에 걸렸다고 모두 다 불행한 것만은 아니다. 투병 중인 많은 환자분들에게 우리 언니가 그랬듯이 꼭 안아드리면서 하고 싶은 말이 있다.

"당신의 잘못이 아니에요. 당신은 이 세상에서 꼭 필요한 존재예요. 사랑합니다."

지금 이 시간에도 나는, 그리고 우리는 성장하고 있다. 혼자서는 힘들지만, 우리 암 동지들과 함께라면 씩씩하고 긍정적으로 즐겁게 이겨낼 수 있을 거라 생각한다.

아빠라는 위대한 이름의 명약

박수현

"아빠가 장난감을 밟았어?"

"아니."

"그러면 아이스크림에 미끄러졌어?"

아빠가 아프다는 말에 아들의 질문 공세가 이어졌다. 이제 네 살이 된 아이에게 아빠가 아픈 이유는 그리 복잡한 것이 아니었다. 그래서 아무래도 아빠가 장난감을 밟은 것 같다고 말해줬다. 엄마의 말에 아이는 까르륵 소리를 내며 웃는다. 그런 아이를 보니 나도 덩달아 웃음이 나왔다. 그렇게 우리는 백혈병 환우의 가족이 되었다.

정확한 병명을 외우는 데만 일주일이 걸렸다. 평소 암기력이 나쁜 편은 아닌데 마음이 가지 않아서인지 도통 입에 붙지를 않는다. 두 달이 지난 지금도 누가 물어보면 잠깐 대답을 멈추게 된다. 만성, 아니 '급성 림프구성 백혈병'이라고 말이다. 사실 첫 피검사에서 '만성 림프구성 백혈병'이라고 했으니 헷갈릴 만도 했다. 많이도 아니고 딱 하나인데, 앞에 한 글자만 바뀐 것뿐인데 왜 이렇게 많은 부분이 다른 건지 참 알다가도 모를 일이다.

"그럼 나 쓰레기통 비닐 끼우는 것 좀 가르쳐줘."

입원을 앞둔 남편에게 호기롭게 말했다. 우리 집 쓰레기통은 뚜껑을 열고 안쪽에 정해진 비닐을 끼워서 사용한다. 특별할 것도 없지만, 그렇다고 쉽게 볼 것도 아니었다. 적어도 철없는 아내의 입장에선 말이다.

"아우, 못 말려. 알았어, 이리 와봐."

남편이 웃는다. 그리고 새 비닐을 가져와 시범을 보인다.

"어때? 할 만하지? 이게 무슨 대단한 일이라고."

나는 잠시 침묵을 지킨 후 대답했다.

"아닌데, 이거 생각보다 너무 어려운데? 안 되겠다. 당신이 빨리 와서 또 갈아줘."

남편의 발병 이후 몇 번 울긴 했다. 물론 혼자 있을 때였지만. 아, 그중 두 번은 아이를 재우고 나서였다. 그래봤자 열 손가락이 안 넘는다. 우린 정말이지 손에 꼽힐 정도로 씩씩한 환우 가족이다. 내가 사는 성북구에서는 거의 톱이고.

드라마처럼 집안 전체에 구름이 드리워진다든가, 망연자실한 표정으로 거리를 헤매는 등의 상황은 전혀 연출되지 않았다. 적어도 네 살짜리 아들을 키우는 엄마와 아빠 입장에선 말이다. 가장 먼저 찾아간 곳은 은행이었고, 제일 먼저 전화를 건 곳은 아이를 낳기 전까지 일하던 회사였다. 은행에선 적금을 해약해 당장 병원비로 쓸 수 있도록 만들었다. 그리고 출산 후에도 간간히 아르바이트를 하던 회사에는 복직 신청을 했다.

"나 사정이 있어서 일 다시 할 수 있으니까, 뭐든 들어오면 다 나한테 줘요. 그리고 시간 좀 지나면 출퇴근도 가능해요. 그러니까…"

15년간 방송작가로 일하며 수많은 사람을 만났다. 다큐멘터리를 만들 때는 지금 나와 같은 상황의 사람들을 만나기도 했고. 당시 위로랍시고 했던 것들이 얼마나 큰 잘못이었는지 세삼 느끼는 요즘이다. 연락이 안 된다며 닦달을 하는 친구에게 어렵게 말을 꺼냈다.

"그거 알아? 위로도 쉽게 하면 위로가 아니라는 거. 정말 걱정돼서가 아니라 그저 호기심일 수도 있다는 거야. 사실 나도 잘 몰랐어. 그런데 큰일을 겪고 보니 그러네."

남편의 소식을 들은 친구가 하루가 멀다 하고 나를 채근한다.

내가 조금 기다려달라고 여러 번 말했는데도 말이다. 그녀도 나중에는 인정한다. 걱정을 빙자한 호기심이었음을.

지금 나의 발신 목록을 가득 채운 사람은 소식을 듣고도 먼저 물어보지 않고 말없이 기다려주던 친구다.

"궁금했을 텐데 잘 참았네?"

"얼마나 힘들까 생각만 했지. 그리고 기다렸지. 속으로 응원하면서.

매일 아침 아이를 등원시키고 남편이 있는 병원으로 출근한다. 그리고 하원 시간에 맞춰 다시 아이를 데리고 집으로 온다. 저녁을 먹이고 청소를 하고 세탁기를 돌린다. 그리고 아이가 잠든 밤, 노트북을 켜고 일을 한다. 꽤 오랜 시간 일한 회사이기도 하고, 좋은 사람들이 있어 나를 많이 배려해준다. 재택으로 일할 수 있도록 많은 부분을 도와주고 있다. 그렇지 않고서야 내가 일할 곳은 없다. 내가 대표라도 나 같은 처지의 작가를 뽑고 싶진 않을 테니까. 그래서 원망도 없다. 그저 이렇게라도 일할 수 있는 현실에 감사할 뿐이다. 거짓말을 조금 보태서 동이 틀 때쯤 잠이 든다. 그리고 다시 하루가 시작된다.

"대성이 치과 가는 날이 언제더라?"

남편은 지독한 항암주사를 맞으면서도 아이 걱정을 한다. 사실 아이는 태어날 때부터 치아가 약해 돌이 갓 지났을 때 큰 수술을 했다. 앞니는 모두 의치이고 지금도 꾸준히 치료를 받고 있다. 지금 다니고 있는 ○○대학병원에서 아이도 남편도 모두 치료를 받고 있으니 이걸 다행이라고 해야 하나 싶다.

"이번에는 노란색 풍선을 받기로 했어."

소아치과에서는 아이들이 진료를 받고 나면 풍선을 나눠 준다. 자주 가는 우리 집 아이는 갈 때마다 풍선 색을 고르는 것이 큰 고민이다. 이번에는 제일 좋아하는 노란색을 갖기로 했다. 그리고 돌아오는 길에 아빠에게 들러 노란 풍선을 선물했다. 아빠는 그걸 머리맡에 두고 바람이 빠질 때까지 보고 또 봤다.

1차 항암을 마치고 집으로 돌아온 남편은 많이 힘들어했다. 한차례 응급실에 다녀왔다. 그리고 침대에서 일어나지 못한 날도 있었다. 며칠간은 많이 울었다. 몸이 아프니 짜증 내는 일도 많아졌다. 그리고 무엇보다 약물 주입을 위해 가슴에 꽂은 히크만카테터가 관건이었다. 한창 호기심 많고 제어가 안 되는 나이라 아빠의 히크만을 건드릴까 늘 노심초사했다.

"지금 아빠 가슴에 왕주사가 붙어 있거든. 만지면 아빠가 너무 많이 아플 거야. 그러니까 지금부턴 아빠 팔이랑 다리만 살살 만지는 걸로 하자. 알겠지?"

처음엔 보여달라며 호기심을 주체하지 못하던 아이도 시간이 지나자 진정이 됐다. 그리고 아빠를 위한 일이라면 한 가지라도 더 하려고 노력하기 시작했다.

"대성이가 밥을 잘 먹어야 힘을 내서 아빠를 도와줄 수 있지 않을까?"

평소 밥을 잘 먹지 않던 아이는 이 한마디에 혼자서 밥그릇을 비우는 기적을 보여줬다. 물론 매일은 아니지만 그거라도 어디냐 싶어 우리 부부는 물개박수를 쳤다. 질병 앞에서, 그리고 육아에 있어서도 부부는 철저히 같은 편이 되어야 한다. 그리고 아직까지 우리는 동지애로 똘똘 뭉쳐 있다.

"그거 알지? 너무 남발하면 안 돼. 아빠를 거론하는 건 아주 가끔이어야 해. 그래야 통할 거야."

남편은 2차 항암을 시작하기 전까지 점차 몸을 회복했다. 아이와 제법 놀아주기도 하고, 먹고 싶은 음식도 많아졌다. 비록 매일 같이 하던 공차기는 못 하지만, 공룡 그림도 그려주고 숫자 놀이도 함께 한다. 아빠가 세상에서 제일 멋지다는 아들은 그렇게 환우 가족이 되어간다.

"아빠, 지금은 아파? 안 아파?"

잊을 만하면 한 번씩 물어보는 질문이다. 본인이 원하는 답을 들을 때까지 계속 물어볼 요량이다. 하지만 거짓말을 할 순 없다. 정확하게 아빠의 상태를 이야기해주고 대신 희망적인 웃음으로 마무리한다.

"아빠가 지금은 좀 아프지. 그런데 잘 치료받고 금방 나을 거야. 그럼 안 아파. 그러니까 우리가 아빠에게 힘이 되어주자. 알았지?"

"그래, 아주 좋은 생각이야!"

아이가 웃는다. 그리고 그런 아이를 보며 아빠가 웃는다. 꼭 닮은 두 사람을 보니 나 역시도 웃음이 난다. 우리 가족은 앞으로도 이렇게 지낼 것이다. 9번 웃다가 짧게 한 번 울고, 또다시 9번을 크게 웃고.

"아빠는 왕주사가 하나도 안 무섭대. 아빠는 티라노보다 더 힘이 센 것 같아!"

아이에게 아빠는 여전히 최고로 멋진 사람이다. 그리고 이 마음은 앞으로도 오래도록 변하지 않을 것이다. 이젠 누가 말만 걸어도 괜찮다는 말이 입에 붙어버렸다. 그래서 어떤 때는 나도 내 마음을 잘 모르겠다. 지금 정말 괜찮은 건지, 아니면 그 반대인지 말이다.

그럴 땐 이렇게 문장으로 만들어 차분히 자판을 눌러본다. 일을 하는 것과는 또 다른 기분이다. 적어도 이 순간만큼은 나의 상황을 객관적으로 바라보게 된다. 오롯이 나에게 집중할 수 있는 시간, 높은 산을 오르기 위해 숨을 고르는 시간은 반드시 필요할 테니까.

오늘도 텅 빈 화면을 채운 한마디는 어제와 같다.

"참 잘하고 있다."

그리고 이 말은 내일도 변함없을 것이다. 자꾸 눈물이 나올 것 같은데 이건 집에 썰어둔 양파 때문이다. 코가 막힌 아이를 위해 매일 저녁 양파를 썰어두니까. 나는 여전히 바쁜 일상을 살고, 남편은 완치를 향해 한 걸음 한 걸음 나아가고 있다. 집이 작아서 더 따뜻하고, 여유롭지 못해서 더 소중한 것이 많다. 그리고 잠시 집으로 돌아온 남편과 있으니 평범한 일상이라도 매 순간이 행복이다.

"이렇게 셋이 같이 밥 먹으니까… 정말 좋다!"

흰 고양이와 검은 고양이

문춘옥

"흰 고양이와 검은 고양이 두 마리가 있는데 누가 건강하게 빨리 자랄까요?"

난소에서 시작된 암이 자궁과 비장, 직장, 대장으로 전이된 난소암 말기로 정말 불가능할 것 같은 힘든 수술과 항암 치료를 마쳤다. 그리고 회복 중에 다시 복부와 림프에 재발된 암은 몸과 마음 모든 것을 송두리째 빼앗아 갔다. 항암으로 인한 고통보다 무너져 내리는 절망의 암담함은 숨 쉬는 것조차 힘들게 하고 있었다. 견디기 힘든 고통과 좌절감 속에서 하루하루 보내던 차에 지인의 소개로 만난 약사님이 앞뒤 없이 나한테 물어온 질문의 첫마디였다.

그리고 잠시 머뭇거리는 나에게 말씀하셨다.

"질문 같지 않은 질문을 드려서 죄송합니다. 주인이 아끼고 쓰다듬어주는 고양이가 더 잘 큽니다. 암세포는 병원에 맡기고, 우리는 정상세포를 원래의 모습으로 회복시키는 일에 전념을 해야 합니다. 음식도 암에 좋은 음식이 아니라 정상세포가 필요로 하는 음식이라야 합니다. 마음도 암세포를 보지 말고 정상세포가 원래의 옛 모습으로 건강하게 회복되고 있는 모습을 매일매일 바라보고 간절한 마음으로 느껴야 합니다."

나는 당시 60이 다 된 나이였지만 갱년기, 그리고 그 흔한 감기조차 걸리지 않는 체질이었다. 또 2011년도에 진행한 5월 건강검진 역시 아무런 이상 소견이 나오지 않아 건강을 자신하고 살았다. 하지만 그로부터 3개월 뒤, 아무런 이유 없는 심한 피로감을 느끼기 시작했고 반복적인 소화불량 증세가 나타나 병원을 찾았다. 찾아간 병원에선 단순 감기로 진단받아 처방받은 감기약을 먹었지만 별다른 차도는 나타나지 않았다.

그때까지만 해도 내 몸에 이상이 있을 것이라는 생각은 추호도 하지 않았다. 굳이 한 가지 원인을 꼽자면 그해 10월에 뇌경색으로 쓰러진 남편으로 인한 충격으로 컨디션이 좋지 않은 줄만 알았던 것이었다.

하지만 2011년 12월부터는 아무것도 못 할 지경까지 왔다. 물만 먹어도 배가 부르고 한쪽으로 누우면 숨이 차고 잠을 잘 수가 없었다. 다시 찾은 병원에서는 내 흉부 엑스레이(X-ray)를 보고 늑막염이라는 진단을 내려주셨다. 의사의 말로는 폐가 물에 다 잠기고 3센티미터 정도 남아서 빨리 입원해 폐에 물을 빼야 한다는 것이었다. 그날로 입원 한 뒤 1.8리터짜리 병으로 4개 반 정도의 물을 빼내었다. 3일이면 치료가 된다던 처음 말과 달리, 폐에서 물은 그칠 줄 모르고 매일 1.5리터씩 나오기 시작했다. 그러고선 '결핵성 늑막염'이란 재진단을 받으며 병원 격리 시설로 옮겨졌다.

그곳은 가히 감옥과 같았다. 하루에 2번 면회 시간 외에는 사람을 볼 수 없는 상황이었다. 어제까지 멀쩡하던 내가 사람들을 만나지도 못한 채 하루 종일 천장만 바라보면서 지내려니 문득 밀려오는 공포감과 외로움은 말로 다 할 수 없었다.

결핵균도 없고 아무것도 검출되지 않는데 계속해서 폐에서는 물이 나오고 차도 없는 결핵약을 먹으니 몸은 점점 상하게 되었다. 총 25일 정도 격리되어 있다가 일반 병실로 돌아왔을 때는 65킬로그램이었던 몸이 38킬로그램밖에 되지 않았다. 말하기도 힘든 상태였다. 참다못한 나는 집에서 가까운 대학병원으로 옮겨 CT 검사를 진행했다. 5일이 지난 뒤 전달받은 CT 검사 결과는 '난소암 4기말'이었다.

머리를 쇠망치로 세게 얻어맞은 듯 충격으로 정신을 차릴 수가 없었다. 순간 내게 스쳐 들었던 생각은 죽음에 대한 두려움보다

세 자녀에 대한 미안함이었다. 너무나 미안하고 또 미안했다. 나이 마흔도 되지 않은 3남매에게 아버지의 뇌경색 발병 4개월 만에 엄마가 말기 암이라는 이야기를 전해줘야 한다는 사실에 하염없이 눈물이 쏟아졌다.

3일 후 수술하자던 병원에서 난소·자궁·비장에 전이가 있고, 직장·대장까지 의심되므로 산부인과 선생님 혼자서 수술할 수가 없어 외과 선생님들과 간암·폐암·신장암 전문의들과 스케줄을 맞추어야 가능하다고 하여 수술 날짜가 미루어졌다. 일주일 후 약할 대로 약해진 몸으로 2012년 3월 2일 장장 9시간에 걸쳐 대수술을 마쳤다.

수술 2일차, 회복실에 있다 일반 병실로 내려왔을 때 수술 집도의가 수술 결과에 대해 말해줬다.

"비장, 직장, 난소, 자궁, 림프를 제거하여 모든 암세포는 없앴습니다. 불행 중 다행으로 대장에 전이는 없었습니다."

명치와 치골까지 이어진 수술로 인해 영양제와 식염수에만 의지하며 물조차 마실 수 없었다. 그럼에도 아이들을 생각하며 병실에서 이를 악물고 조금이라도 걸어보려고 노력하면서 가벼운 스트레칭을 시작했다. 건강해져야 한다는 일념으로 병원 주변을 차츰차츰 산책을 했다.

수술 11일차, 처음으로 미음 1컵을 받았는데 먹을 수 있다는 사실만으로 감사기도를 드렸다. 그리고 입원 2개월 만에 1차 항암을 마치고 퇴원했을 때 바라본 파란 하늘과 맑은 공기는 '다시 일어날 수 있어' 하며 내 가슴에 이야기하는 것 같았다. 두 주먹에 힘이 들어갔다. 하지만 그 기쁨도 잠시, 3주 후에 2차 항암을 한 후 머리를 감는데 머리카락이 한 움큼씩 빠지면서 또 한 번 말로 형용할 수 없는 감정에 휩싸였다.

총 6번의 항암을 하는 동안 항암 부작용으로 임신한 사람처럼 속이 울렁거리고 헤모글로빈 수치가 낮아지면서 극심한 피로감과 빈혈, 변비 증상이 심해졌다. 먹는 약도 한 주먹, 하루 3번 식전에 먹어야 하는 약을 먹고 나면 배가 불러서 아무것도 먹을 수가 없었다.

하지만 이에 좌절하지 않고 의사 선생님 말씀대로 열심히 걷고 운동하며 생활습관도 개선했다. 그러면서 건강도 많이 회복되고 컨디션도 좋아졌다. 의사 선생님의 허락 하에 직장생활도 시작했다. 그리고 희망을 가지고 3개월 후 정기검진을 했다.

검진 결과에 나는 또 한 번 무너질 수밖에 없었다. 복부와 가슴 림프에 전이가 되었던 것이다. 수술 후 1년 만의 재발이었다. 다시 한 번 나는 25번의 방사선 치료와 6번의 항암 치료를 처방받아 몸은 엉망이 되었다.

식욕이 돋는 약, 변비약, 소화제, 근육통 진통제, 방광염 항생제

등등 총 7종류의 약을 먹었으며, 심한 체력 저하로 병원에도 제 발로 갈 수 없어 구급차를 통해 병원을 다니게 되었다.

면역력은 100으로 떨어지고 헤모글로빈 수치는 4.0으로 떨어져 수혈을 받는 상황에 이르렀으며, 결국 무균실에 입원까지 하게 되었다. 담당의는 '암 잡으려다가 사람 잡겠다'며 방사선 치료를 중단하고 무균실에 10일간 입원하게 했다.

그렇게 하루하루를 절망에 빠져 있었을 때 친구가 바람 쐬러 가자며 나를 '미생물 박물관'이라는 곳에 데려갔다. 그곳에서 나는 신선한 충격을 받았다.

우리 몸, 특히 장에는 엄청난 미생물이 살고 있는데, 그 미생물이 우리 건강과 질병을 치료하는 데 매우 중요하다는 강의를 듣고 희망과 용기를 가지게 되었다. 그리고 어떻게 해야 내 몸에 미생물을 잘 살게 해서 내가 건강해질 수 있을까 생각하면서 고민하던 차에 요리하는 약사 한○○ 약사님의 공개 강의를 듣게 되었다.

너무나 좋고 희망을 갖게 하는 강의였다. 병든 세포(검은 고양이)를 없애는 일보다 정상세포(흰 고양이)를 건강하게 만드는 일이 더 중요하다고 강조하면서 미생물 이야기부터 미네랄, 엽록소, 세포 건강 등 많은 말씀을 해주셨다.

그 뒤로 약사님이 하시는 모든 강의를 듣고 공부하면서 간절한 마음으로 음식을 만들고 열심히 실천했다. 병원에선 6번의 항암을 치렀는데 추가적으로 항암 3번을 더 하자고 해서 3번 더하고 나니 다시 3번을 더하자는 청천벽력 같은 소리를 들었다. 그래서 나는 그동안 공부한 내용대로 항암 치료 대신 장 건강과 해독, 면역 향상에 도움이 되는 음식을 만들어 먹는 것을 선택했다.

　음식으로 치유한다는 것이 내 적성에 아주 잘 맞았다. 요리하는 것을 좋아하고 잘하는 편이라 즐겁고 정성스레 만들어 먹기 시작했다. 한번은 내가 비장이 없어 항상 헤모글로빈 수치가 낮아 현기증 때문에 힘들다고 말씀드렸더니 약사님이 시래기(무청 말린 것)에 낙지 넣고 밥해서 열흘만 먹어보라고 하셔서 시래기낙지 밥을 5일 정도 먹었다. 그랬더니 점점 차도가 생기는 듯하다가 더 이상 현기증이 나지 않았다.

　장과 해독, 면역에 좋은 음식을 열심히 먹으면서 황망하고 척박했던 내 몸에 변화가 오기 시작했다. 먼저 변비가 해결되고 다음에는 불면증과 우울증이 사라지고, 얼굴에 기미가 벗겨지고, 다리에 힘이 생겨 투병 시절 시장에서 바나나 한 송이조차 들고 오지 못했던 내가 직접 장을 볼 수 있게 되었다.

　그 후 3개월, 항암을 하지 않으면 큰일 날 거라고 하시던 의사 선생님도 깜짝 놀라며 되레 나에게 어떤 치료를 했느냐며 모든 수치가 정상 범위에 들어갔다고 하는 것이었다. 게다가 더 놀라운 것은 비장이 없는데 어떻게 헤모글로빈 수치가 10.8까지 올라갔

냐며 신기해하시는 것이었다. 그리고 또 3개월 후, CT 검사 결과 암으로 전이될 소견이 없다는 판정을 받았으며, 그로부터 5년이 지난 후 완치 판정을 받고 1년에 한 번씩 정기검진을 하는 지금의 내가 되었다.

6년째 지금 나는 건강하게 살아가고 있다. 2018년 1월부터 그토록 하고 싶었던 공부를 시작해 4월에 고입 검정고시와 8월에 대입 검정고시를 합격하고 대학을 가려고 준비하고 있다. 이 늦은 나이에 평생 소원했던 공부도 하고 건강도 찾고 푸드닥터로 일을 하고 있으니 얼마나 행복한지 모른다.

"맑은 물이 들어오면 흙탕물은 없어지지만 들어오는 물이 흙탕물이면 아무리 퍼내도 흙탕물은 사라지지 않는다."

좋은 음식은 우리 몸을 맑은 물로 바꾸는 일을 합니다. 좋은 음식과 긍정적이고 간절한 마음은 어떠한 병마도 이겨낼 수 있는 기적의 힘이 있습니다. 환우분들에게 조금이나마 도움이 되는 글이 되었으면 좋겠습니다. 감사합니다.

2장

더 좋은 날을 기다리며

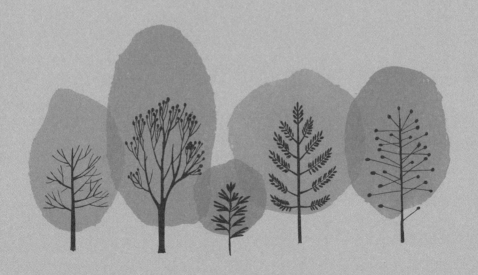

이 세상 하나뿐인 나의 어머님

심형석(가명)

이 세상 하나뿐인 나의 어머님께.

어느덧 4년의 시간이 지났네요. 지나가지 않을 것 같았던 힘든 시간도 결국은 다른 사람의 간처럼 흘러가긴 하네요. 평생을 고생만 하시다가 제가 결혼하고 나서야 겨우 손주 녀석들과 함께 웃게 되셨는데, 어머님은 말씀하셨지요.

"아들아. 요즘 내가 이렇게 행복해도 되는지, 내가 정말 누려도 되는 행복인지 모르겠다. 너무너무 좋은데 한편으로는 왠지 두렵고 불안하구나."

어머님의 불안한 마음은 애석하게도 한 치의 어긋남 없이 그대로 들어맞았다. 병원 진료에서 간암으로 판정되었을 때 아무런 감정 없이 '그럼 그렇지, 내 팔자에 무슨'이라며 체념을 하고 계신 어머님의 모습을 보며 얼마나 울었는지 모른다.

더 이상 삶에 대한 의지가 보이지 않으시던 어머님의 마음을 돌릴 수 없어 힘겨웠다. 그런 상황 속에서 수술을 받기 위한 사전검사로 ○○병원에 계실 때 "아들, 나보다 네가 안 좋아 보이는데, 부탁이니 검사 한 번만 받아보면 안 될까?" 하시기에 기우라며 마음 편하게 해드리려고 받은 검사의 결과는 너무나 충격적인 것이었다. 땅을 치시면서 하늘을 향해 원망의 목소리로 "나 하나면 되잖아, 왜 아들한테까지"라며 통곡하시던 어머님의 모습이 아직도 기억이 난다.

병원에서 어머님과 함께 뵈었던 이○○ 교수님께서도 어이없이 헛웃음을 지으시면서 "어이구, 제가 수많은 환자를 만나고 수술을 했는데, 이런 경우는 처음이네요" 하셨죠. 비슷한 시기에 똑같은 간암으로 수술을 받기 위해 나란히 앉아 있는 모자라니….

정말 힘들었다. 희망이라는 단어는 마음속 어느 한편에 둘 수 없을 정도로 말이다.

'2014년 9월 22일' 그리고 '2014년 9월 23일' 우리가 다시 태어난 날 기억나실는지? 교수님께서 배려해주신 덕분에 어머님과 내가 하루 건너 수술을 받은 것은 정말 감사한 일이었다. 수술을 기다리면서 서로를 위해 두려움과 걱정도 표현하지 못하고 웃으면서 "우리 둘 다 괜찮을 거예요"라고만 했었다. 그 상황에서 어머님이 "수술용 압박 스타킹을 하나만 사서 같이 써도 되는 것은 그나마 낫네"라고 하셔서 둘이서 한참을 웃었던 일은 지금 생각해도 웃음이 나온다.

밤새 간호사님께 진통제를 달라고 호소하며 잠을 설치고 바로 옆방에 계시는 어머님께 걷기 운동을 함께 가자고 권하러 갈 때에는 왜 그렇게 멀고 힘들었는지.

병실 옆 난간을 붙잡고 한참 호흡을 진정시킨 후에야 웃으면서 병실에 들어서기도 했었다. 힘든 모습 대신 어머님께 웃는 모습을 보여드려야 한다고 생각했던 것은 더 힘든 상황에서 몰래 진통제를 드시면서 나에게는 "하나도 안 아프고 괜찮아" 하시는 어머님이 계셨기 때문이다.

"방사능 치료는 어떻게 하고, 예후가 어떻고, 상황이 안 좋으면 어떻게 해야 되며…."

하루가 멀다 하고 들리는 안 좋은 이야기와 걱정들은 몸의 고통보다 더 우리를 힘들게 했었다. 그렇게 걱정만 하다가 '다시 얻은 이 귀한 시간을 보낼 수 있나'라며 병원을 박차고 나온 것은 지금 생각해보면 정말 무모했었던 것 같다.

둘이라서 더 용감했었던 건지도 모르겠다. 그렇게 회복도 제대로 되지 않은 채 즉흥적으로 떠난 여행은 정말 재미있었다. 통증으로 걸음도 제대로 못 걸으면서 영덕의 수산시장을 구경 다니고, 비싸서 이제껏 못 먹어본 대게도 배 터지게 실컷 먹었다.

예쁜 단풍 보고 싶다는 어머님의 한마디에 그 길로 곧장 강원도로 가서 알록달록 물든 산을 보면서 가을을 흠뻑 느끼기도 했었다. 좋아하시는 어머님의 모습을 보며 '그동안 어머님을 너무 외롭게 해드렸구나' 하는 죄송한 마음과 함께 교통사고처럼 순식간에 떠나버리게 되었다면 기회조차 가질 수 없었을 텐데, 감사하게도 이제까지 못 해드렸던 다정한 친구 같은 아들 역할을 할 수 있는 기회를 갖게 되어 불행 중 다행이라는 생각이 들었다.

걱정을 미뤄놓고 즐거운 시간을 보내는 것까지는 좋았는데, 돌아온 후에는 막막했다. '회복을 하려면 뭐를, 어떻게, 어디서부터 해야 하는지' 아무런 대책이 없었던 것이다. 그렇게 안절부절못하는 내게 어머니께서는 차근차근 하면 방법이 보일 테니 다급해하지 말라고 하셨다. 지금까지 삶을 재촉하며 몸을 이렇게까지 만들었는데, 또다시 그런 실수를 반복하는 나에게 일침을 가하는 말씀이었다. 그 덕분에 차근차근 계획을 세울 수 있었던 것 같다. 암과 관련된 전문의 책부터 치료 후기, 논문 등 모든 자료는 다 찾아보며 시간을 보냈던 것 같다. 하지만 읽을수록 치료에 대한 방법은 지극히 주관적인 것이라는 생각이 들어 결국 우리만의 방식을 찾기로 했었다.

'완치 치료제는 없다. 내 몸 안에 모든 해결의 열쇠가 있다.'

그때 정한 우리의 슬로건. 잘 먹고, 생활을 잘하면 되겠다는 매우 상식적인 생각으로부터 우리는 시작했었다. 음식으로 몸을 치료한다는 사람들의 이야기를 들으시면서 어머님은 어떻게 잘 먹을 건지 자연·건강식에 대해 밤낮 가리지 않고 모든 정보를 찾아보셨고 끼니마다 최고의 '만찬'을 만들어주셨다. 어머님께서 준비하시는 게 힘든 것인 줄 알면서도 만류를 하지 않은 것은 그렇게라도 밥상이 차려지면 나랑 같이 식사하시면서 어머님께서도 한 숟가락 뜨실 수 있기 때문이었다.

30분도 힘들었던 둘레길 산행은 운동과 더불어 계절을 느낄 수 있을 만큼 익숙해지는 데 오랜 시간이 필요했었다. 숲의 평상에 어머님과 앉아서 챙겨 간 과일을 먹으면서 시간의 구애 없이 책 읽고 이야기 나누고 했었다. 지금은 회사생활로 떨어져 지내지만 마음만은 항상 봉화산의 편백 숲에 있다.

제가 알려드린 운동은 계속하고 계시죠? 몸의 근육은 균형 있게 계속 유지하셔야 해요. 운동을 하실 때에는 힘들게 참아가면서 하시면 안 되고 꼭 즐겁게 하세요. 그래야 오랫동안 하실 수 있어요. 요즘 활기를 되찾고 웃음으로 생활하시는 어머님을 보면 너무 행복합니다. 처음의 힘들었던 시간은 모두 잊은 듯 보여 너무 감사하고요. 상황과 조건의 좋고 나쁨은 당시가 아닌 시간이 흐른 후에야 제대로 판단할 수 있다는 말을 요즘에서야 공감합니다.

고통이 배가될 수 있는 상황이 오히려 서로를 통해 삶의 의지가 되었고, 그것이 결과적으로는 서로를 살릴 수 있던 최선의 조건이었다는 것을 지금에서야 알 수 있게 되었어요. 항상 우리가 말하는 덤으로 사는 인생이기에 매일 감사하면서 즐겁고 보람 있게 살도록 해요. 그리고 어머님의 보물이자 저의 보물인 손주들! 이 아이들 한순간도 방심하지 말고 지금까지 해온 것처럼 최선을 다하도록 해요. 어머님, 정말 감사합니다. 그리고 정말 많이 사랑합니다.

※ 도움이 될 수 있으면 하는 마음으로 저희가 했던 회복 방법을 공유하오니 참고만 하세요. 극히 주관적인 것이기에 말씀드린 내용이 도움이 될 수도, 되지 않을 수도 있습니다. 참고는 하시되 본인에게 맞는 방식을 꼭 찾으시길 바랍니다.

1. 회복에 앞서 목적을 확실하게 한다.

주변의 말에 흔들리지 않기 위해 '왜 내가 살고 싶어 하는지?' 삶의 목적을 분명히 했다. 그게 명확해지면 마음이 흔들릴 때 바로잡을 수 있다. 그리고 힘듦을 견뎌낼 수 있다.

2. 이전의 삶으로 돌아가지 않도록 점검한다.

질병이 절망일 뿐이고 더 이상 다음이 없는 결과라고 생각하지 않았다. 단지 이전의 삶의 방식에 대한 경고로써 과정에 지나지 않는다고 생각했다. 그렇기에 몸이 아플 수밖에 없었던 이전의 삶으로 돌아가지 않도록 하는 것이다. 세 가지를 바꾸면 되겠다 생각했다. 그것은 마음, 음식, 생활이다.

(1) 마음

아프기 이전의 나는 지루함, 무료함, 힘듦과 신경질과 짜증으로 일관하며 생활했다. 아픈 후에는 환우들의 이야기에 불안해하며 다가올 나의 미래인 것처럼 조마조마했다. 그러다가 이런 생각이 드는 것이었다. 불안해하면서 하루를 보내든, 즐겁게 하루를 보내든 어차피 똑같은 24시간이고 걱정한다고 수명이 늘어나는 것도 아닌데, 왜 이러고 있는 거야! 아침에 일어나면 크게 기지개를 켜고 웃으면서 "오늘 하루도 허락해주셔서 감사합니다"라는 말로 하루를 시작한다. 덤으로 사는 인생이기에 눈앞의 일에 최선을 다하고, 1분 1초를 함부로 보내지 않고 즐겁게 생활하는 것이다.

(2) 음식

명약도 치료제도 존재하지 않는다. 다만 내가 먹는 한 끼가 독이 될 수도, 약이 될 수도 있다. 이것은 내가 먹는 것을 대하는 자세다. 몸은 연료로 움직이는 기계와 같기 때문에 안 좋은 연료를 넣으면 고장이 나는 것은 당연한 것이고, 필요한 양보다 많이 넣으면 찌꺼기가 쌓여서 그 또한 고장의 원인이 될 수 있는 것이라 생각했다. 좋은 연료란, 내 몸에 맞고 필요한 것이라 생각한다. 건강에 탁월하다는 귀한 음식보다는 자연이 주는 신선한 음식을 속이 편한 정도의 양으로 골고루 섭취했다. 그리고 윤활유 역할을 하는 비타민(종합비타민, 비타민 C)과 발효음식(유산균, 김치, 식초 등)도 잘 챙겨 먹음으로써 몸을 항상 가볍게 만들고자 했다.

(3) 생활

운동, 회복, 수면 이 세 가지의 균형을 맞추는 것이 중요했다. 운동은 과하지 않되, 정체되지 않도록 항상 발전되는 방향으로 차근차근 나아가야 한다. 산소운동과 근력운동을 함께 할 수 있는 산행을 추천해드린다. 꼭 등산이 아니라도 둘레길을 돌면서 오르막과 내리막을 반복하는 것도 좋은 운동이 될 수 있다. 근육은 면역세포와 밀접한 관계를 맺고 있기 때문에 이를 위한 근력운동은 꾸준히 필요하다. 몸을 크게 나누면 상·하체로 나눌 수 있고, 상체는 또다시 팔과 가슴, 등과 복부, 허리로 나눌 수 있다. 모든 근육이 골고루 발달될 수 있도록 꾸준히 근력운동을 해주어야 한다. 회복은 스트레칭, 마사지와 반신욕을 통해 진행했다. 몸의 피로는 수면으로 풀어지는 것이 아니라고 배웠다. 하루의 마무리는 회복 과정을 통해 꼭 풀고 나서 수면에 들도록 했다. 수면은 패턴이라고 생각한다. 매일 규칙적으로 잠자리에 드는 습관을 들이면 몸도 익숙해져서 잠자는 시간에 맞춰 몸 상태를 스스로 조절하게 된다.

끝이 없는 전쟁

소영진(가명)

많은 세월이 흘렀지만 여전히 또렷하게 기억이 난다. 중학교 3학년이 끝나가던 무렵이다. 곧 고등학교 졸업을 앞둔 언니와 나는 둘 다 뇌종양 수술을 위해 병원에 입원 중이었다. 양성이지만 종양이 너무나 커져버려 위험해진 언니가 먼저 수술대에 올랐다.

거짓말 같은 일이 벌어진다. 장장 스물셋이라는 길고도 긴 시간이 걸린 것이다. 말도 되지 않는 일이라고 생각했다. 견뎌내지 못할 것이라고. 하지만 언니는 결국 용감하게 해냈고 대신 반신이 마비되는 무서운 후유증이 남았다. 이제 배턴은 나에게로 넘겨졌다. 어느 날 진료가 모두 끝난 시간이었는데, 주치의 선생님은 엄마와 나를 진료실로 호출하신다.

'대체 무슨 일일까?'

궁금증이 풀리는 데는 긴 시간이 필요하지 않았다. 선생님은 컴퓨터로 미리 검색해두었던 자료를 뒤적이며 설명을 시작하신다. 선천적인 희귀 난치성 질환이라고. 유전 질환이라 미래에 결혼해서 아기를 낳는다면 유전이 될 가능성이 있다고도 하신다.

신경섬유종증 2형. 종양이 계속 생겨날 것이란다. 머리부터 발끝까지 어디에서든. 뚜렷한 치료법은 없다. 종양이 자라 신경을 눌러 장애가 생기거나 통증이 있을 때마다 제거를 해주는 것이 유일한 방법이라고 했다. 고개를 끄덕이며 선생님의 설명에 집중하던 엄마의 눈동자가 어느 순간부터 조금씩 흔들리기 시작한다. 혹시 저러다가 엄마가 쓰러지시는 건 아닐까 덜컥 겁이 났다.

진료실을 나와서야 엄마의 얼굴에 범벅이 된 눈물이 보인다. 끝내 아이처럼 울어버린 엄마는 무너져 내리셨고, 그런 엄마의 모습을 보고 나서야 조금씩 병이 실감나기 시작했다.

수술 날짜를 기다리고 있는데 옆에 입원한 할머니의 보호자로 계신 아주머니가 자꾸만 내 목이 부은 것 같다는 말씀을 하신다. 한 번만 검사를 받아보라는 끈질긴 설득이 이어졌고, 놀랍게도 목에서는 또 다른 종양이 발견되었다. 두경부 종양. 이미 손바닥만 한 크기로 수술 시기는 놓친 후였다. 이제 나에게 주어진 시간은 3주였다. 그 안에 숨구멍이 모두 막힐 것이란다. 원한다면 의뢰서를 써줄 테니 다른 병원으로 가보라고도 하신다. 그 말이 뼈를 깎아내는 잔인한 고통처럼 가슴에 와 박힌다.

죽어도 좋으니 수술 좀 해달라고, 엄마는 그렇게 한참을 울고 또 우셨던 것 같다. 그 간절함이 통한 걸까? 결국 흉부외과 교수님 두 분이 수술을 집도하셨는데, 5시간의 종양제거 수술은 성공적으로 끝이 난다. 다만 종양 자체는 양성인데 악성의 성질을 가지고 있단다. 게다가 성대가 마비되며 나는 목소리를 잃게 된다. 그것이 내 나이 열여섯의 일이었다.

이어진 뇌수술은 정확하게 11시간이 걸렸다고 한다. 아침 일찍 일어나 수술을 위해 머리카락을 미는데 간밤 그토록 울지 않겠다던 다짐은 어디로 가고 펑펑 눈물을 쏟고 말았다. 곱게 길러온 단발머리가 아까워서가 아니었다. 수술이 두려워서는 더더욱 아니었다.

'가엾은 우리 엄마…'

엄마가 너무나도 불쌍하다는 생각이 들었기 때문이다. 우리 부모님은 내가 두 살 때 이혼을 하셨다고 한다. 이후 언니와 나는 엄마와 함께 살아왔다. 내 나이가 두 살 때라면 엄마도 아직 한창 어린 청춘이셨으리라. 얼마나 찬란한 젊음이셨을까? 하지만 엄마는 그 모든 당신의 인생을 포기한 채 언니와 나를 위한 수고로운 가시밭길을 택하셨다. 그리고 이제 나는 언니에 이어 뇌수술을 앞두고 있는 것이었다.

수술과 이어진 방사선 치료 후 청력을 잃었고, 그렇게 소리는 내 삶에서 멀어져 간다. 그래도 괜찮았다. 그 고통만 견뎌내면 된다고 굳게 믿었으니까. 하지만 절망의 연속이었다. 끝이라 믿어온 수술은 끝이 아닌 시작이었고 흉추 종양, 척추 종양 등등 수술과 방사선은 자그마치 20번도 넘게 이어진다.

척수에서 종양이 발견되었을 때는 전신마비의 위험성으로 인해 수술 불가 판정을 받고 우울증 약을 처방받아 퇴원을 해야만 하기도 했다. 난 정말 괜찮았는데, 함부로 나를 우울증 환자로 만든 그 약을 보자 기분이 한없이 우울해졌다. 사회사업팀의 도움으로 병원비는 근근이 해결할 수 있었지만, 더 이상은 해줄 것이 없다고 나를 외면하는 병원들은 늘어만 갔다. 그렇게 나는 지쳐갔다.

하늘에서 불행이라는 이름의 차가운 소낙비가 오직 나를 향해서만 퍼붓고 있는 것 같았다. 털썩 주저앉아 소리라도 마음껏 질러보고 싶었다. 너무 힘이 든다고, 제발 누구든 나를 좀 구해달라고. 어쩌면 이러다가는 몸이 아파서가 아니라, 삶이 아파서 죽음을 맞을 수도 있겠다는 서글픈 생각이 든 건 그때였다.

홀로 이겨내기에는 역부족이라는 생각이다. 마음을 가다듬고 신경정신과로 향했다. 잠을 이루기 힘든 어둠을 몰아내고자 약을 먹었고, 상처투성이가 된 마음을 위로해주고자 책을 읽었으며, 친한 친구들을 만났다. 삶은 오직 한 번뿐이니까, 그래서 더 소중해야 하는 거니까.

2007년 무더운 7월이다. 함께 싸움을 해나가던 소중한 나의 언니가 먼저 하늘로 떠났다. 더 이상은 손을 쓸 수가 없게 되어버린 뇌종양이 원인이었다. 한 줌의 재가 되어 다시는 돌아올 수 없는 그곳으로… 그렇게 언니는 아주 멀리 떠나갔다.

2018년, 많은 변화가 생겼다. 목에는 구멍을 내어 숨을 쉴 작은 튜브를 끼웠고, 배에는 입으로 먹지 못하게 될 그날을 대비하며 위루관을 넣었다. 6월에는 다시 한 번 개두술을 받기 위해 병원으로 향하기도 했다. 늘 그래왔듯 과정은 쉬울 리 없겠지만, 나는 다시 눈을 뜨고 아프다는 핑계로 아이처럼 칭얼거리며 삶을 향해 돌아오리라. 나를 믿었고, 나를 위해 최선을 다해주실 의사 선생님을 믿었다.

살다 보면 되풀이되는 경험 속에서도 결코 익숙해지지 못하는 일들이 있다. 나에게는 중환자실이 그랬다. 다른 사람들에게 중환자실이란 그저 바람처럼 스쳐가는 찰나의 순간처럼 보였다. 비유하자면 단거리였다. 그런데 어째서인지 나는 일주일이 넘도록 원인도 모른 채 그곳을 나오지 못하고 마라톤 같은 시간이 이어진다.

몸이 힘든 건 두 번째 문제였다. 매번 생각하지만 중환자실은 정신력과의 싸움이다. 가려운 곳조차 마음대로 긁을 수 없다. 무엇 하나 내 뜻대로 할 수가 없는 그 답답함과 무료함을 이겨내려면 보통 이상의 정신력이 필요하다. 힘겨움의 무게가 버거워질 때는 엄마를 생각했다. 그리고 언니를 떠올렸다. 이제는 서로 다른 공간에 있지만 같은 마음으로 나를 응원하고 있을 사람들. 그 사랑을 알기에 나는 견뎌야 했다.

입으로는 더 이상 삼킬 수 없게 되어버린 것도 입원이 시작된 6월이었다. 물 한 모금 마실 수 없고 침조차 뱉어내야만 하는 시간이 비로소 현실이 된 것이다. 이번 수술 때는 진통제가 너무 강하게 들어간 탓에 몸 구석구석이 푸른 멍투성이가 되기도 했고, 마약류 진통제를 받기 위해 간호사님과 가슴 아픈 충돌을 겪기도 했다.

병의 실체가 '끝이 없는 전쟁'이라는 사실을 알았을 때의 그 막막함, 그래도 믿는다. 삶은 오늘도, 내일도, 그리고 그다음 날도 희망이라는 빛나는 이름으로 엄마와 내 편이 되어줄 것임을. 그래서 더는 끔찍한 고통이 아닌 아주 특별한 선물로 다가와 줄 것임을.

벼랑 끝에서

여영후

    살다 어느 때 벼랑 끝에서,

    모래 탑 무너지듯 살아온 날들 허물어져 내리고 손 내밀 사람 하나 없는 참담한 시각에

    화인(火印)처럼 지워지지 않는 가슴속 깊이 후회로 피는 꽃 한 송이. 나는 사랑할 줄 몰랐다.

    아내야, 내 아내야!

    아내가 생사의 기로에 섰다.

    아내의 셋째 언니가 폐렴으로 입원한 목포의 한국병원 병실을

일주일간 하루도 빼지 않고 병문안을 하더니 언니가 퇴원한 바로 다음 날 39도의 고열이 나서 언니가 누워 있던 바로 그 병실에 입원하게 되었다. 입원하기 전에 39도의 고열과 오한으로 밤새 앓던 끝에 언니와 똑같은 폐렴이 전염된 것으로 알고 입원했던 것이다. 양쪽 폐 3분의 1이 염증으로 차올라 숨이 가빠 산소호흡기를 코에 달고 그야말로 아슬아슬하게 생사의 기로에 섰다.

입원 5일째, 다시 39도의 고열이 나서 중환자실로 옮겨야 하는 위급한 상황이 닥쳤다.

폐렴에는 자신 있다던 주치의가 중환자실로 올라가야겠다며 보호자를 찾았다. 중환자실에 올라가면 어떻게 치료할지, 무슨 다른 방도가 있느냐는 영후의 질문에 다른 항생제를 써보겠다고 주치의가 짧게 대답했다. 난감한 상황에서 사람에게는 직감이란 게 있어서 그런지 순간적으로 말이 튀어나왔다.

"앰뷸런스를 내주세요. 서울대학교병원으로 가야겠습니다."

"지금 환자 상태로는 가는 도중에 위험합니다. 중환자실에서 며칠 더 치료를 해보는 게 어떻겠습니까?"

주치의가 만류하며 영후의 말을 덮었다.

"가다가 죽더라도 지금 서울로 가야겠으니 앰뷸런스를 대기시켜 주세요."

알 수 없는 위기감을 느낀 영후는 본능적으로 행동하고 있었다. 주치의가 별 예민한 보호자 다 보겠다며 떨떠름해하며 앰뷸런스를 준비시켜 주었다. 구급차 싸이렌과 경광등을 번쩍이며 앰뷸런스는 밤 11시에 한국병원을 출발하여 서해안 고속도로를 타고 서울로 향했다.

새벽 2시. 목포를 떠나 이제 겨우 대전 근처를 지나는 구급차 속에서 아내는 고열에 수시로 얼음 팩을 갈아주지 않으면 안 되는 불안한 상태였다.

"조금만 참아. 이제 두 시간만 더 가면 서울이야."

아내를 안정시키던 영후는 가슴이 북받쳐 올라 허리를 곧추세우며 깊게 숨을 들이마셨다.

'가자. 가다가 죽는다 해도 가자. 아내야, 내가 있잖아. 내가 꼭 살리고 말 테니 걱정하지 말아라.'

영후는 반드시 살려야 한다고 다짐하며 아내의 두 손을 꼭 쥐었다. 지금 아내는 훌쩍 떠나서는 절대로 안 되는 사람이었다. 영후는 아내를 떠나보낼 준비는커녕 그런 생각을 한 적도 없었다.

마침내 경광등을 번쩍거리며 구급차가 서울대학교병원 응급실에 도착했다. 서둘러 아내를 응급실로 옮기고 나니 응급실 담당 간호사가 휠체어를 하나 내주면서 앉아서 기다리라고 지시했다.

"아니, 산소마스크를 해야 할 중환자가 휠체어에 앉아 기다리라는 말입니까?"

어이없어 되묻는 영후의 말에 간호사가 "네" 하고 덤덤하게 대꾸했다.

"베드가 다 차서 어쩔 수 없어요. 다른 환자분들도 다 저렇게 휠체어에 앉아 기다리고 있어요."

간호사는 다른 환자들을 손끝으로 가리키며 조금 신경질적인 말투로 대답했다. 영후는 다시 돌아가려고 시동을 걸고 있는 구급차 기사를 붙잡았다. 서울 시내 비상연락 전화번호로 가까운 서울 ○○병원 응급실에 베드가 있다는 걸 확인하고 ○○병원 쪽으로 차를 돌렸다. 미리 연락을 해둔 ○○병원 응급실도 환자들이 북적거리긴 마찬가지였는데, 다행히도 응급실 베드 하나가 여유가 있어 아내를 옮겨놓고 난 후에야 영후는 비로소 안도의 한숨을 내쉬었다.

응급실 베드에서 산소마스크를 한 채 눕혀놓은 아내 곁에서 얼마나 긴장을 하며 서울까지 왔던지 피곤한지도 몰랐다. 오전에 ○○병원 부원장님께서 아내의 CT를 보더니 응급으로 조직검사를 지시했다. 보호자를 불러 면담한 부원장님은 "일반적인 폐렴 증세와는 달라 보이니 응급으로 흉부절개해서 조직검사를 해야 합니다"라며 수술 동의를 구했다. 부원장님의 관록 있는 표정과 어투에 신뢰가 간 영후는 내심 의사를 잘 만난 것 같은 예감에 선뜻 동의했다. 그러나 오전에 응급으로 수술한 후 부원장님이 어두운 표정으로 말씀하셨다.

"이 환자는 지금 응급으로 수술하지 않았으면 이삼일도 못 넘기고 사망했을 환자였습니다. 양쪽 폐 상태가 너무 안 좋아서 수술하다가 그냥 덮었습니다. 치료를 해도 이삼 개월을 넘기기 어려울 것 같습니다. 악성 폐선암 4기말 B 상태입니다. 일반적인 폐암과 달리 폐선암의 경우는 정밀하게 CT상으로 확인하지 않으면 발견하기가 어렵습니다."

부원장님이 폐의 선을 따라 구름처럼 퍼지기 때문에 일반 종양처럼 X선 사진으로는 판별이 안 되는 병이라고 일러주었다. 아내가 폐선암? 그것도 말기 중의 말기? 청천벽력 같은 의사의 시한부 선고. 마른하늘에 날벼락이라더니 영후는 할 말을 잃었다.

중환자실로 옮겨 간 아내의 얼굴을 보는 시각은 하루 2번, 오전 11시와 오후 7시. 30분간의 짧은 면회가 전부였다. 중환자 보호자실에서 입고 간 옷 그대로 아내와 영후의 병원에서의 생활이 시작되었다. 한 가지 다행한 일은 아무 곳에도 전이가 되지 않고 오직 양쪽 폐 안에서만 암이 퍼져 있는 것이었다. 일반적으로 폐암 말기 환자의 경우 뇌와 간 임파선 등에 전이가 되어 있는 경우가 대부분인데 아내는 다른 장기에는 전혀 전이가 되어 있지 않은 상태였다.

중환자실에서 가슴 옆에 튜브를 박은 채 산소마스크를 쓰고 누위 있는 아내를 볼 때마다 영후는 가슴이 오그라들었다. 중환자실은 하루 2번 면회 때 잠시 보는 것 외에 할 수 있는 일은 없었으므로 영후는 가까운 명동성당에 거의 머물다시피 했다.

명동에는 젊고 싱싱한 커플들이 삼삼오오 짝을 지어 거리를 활보한다. 그들에게는 넘치는 활력이 있고, 요즘처럼 모든 것이 편리한 세상에서 젊음을 구가하기에 명동처럼 좋은 데가 없었다. 눈부신 조명과 휘황찬란한 명동의 현란함은, 영후가 사는 세상과는 어울리지 않는 동떨어진 곳에 와 있는 자신을 느끼게 했다.

명동 거리에서 바라보이는 ○○병원 안의 어느 곳에 아내는 누워 있는 것이다. 생사를 가늠할 수 없는 상태로, 아니 이삼 개월을 넘기지 못한다는 의사의 선고 속에 아내는 가슴 옆구리에 핏물이 흘러나오는 튜브를 꽂고 고통 속에서 산소마스크를 한 채 누워서 투병하고 있는 것이다.

이 수많은 젊은이의 건강함이 부러웠다. 이렇게 많은 건강한 사람들 속에 아내는, 아니 우리는 이제 끼이지 못하고 도시의 한구석으로 밀려나 난파선처럼 둥둥 떠다니고 있는 것이다. 약 2주간을 중환자실에서 보낸 아내가 일반 병실로 옮겨졌다.

아내는 가슴 옆에 튜브를 박은 채 비타민과 아미노산, 항생제 주사 링거를 팔에 꽂고 있어서 잠시도 일어날 수 없었다. 38.5도의 열이 계속되고 있어서 등 쪽에 얼음주머니를 대고 체온조절을 하면서 누워 있어야 하는 상태였다.

대소변을 받아내는 것이 제일 중요한 영후의 일이었다. 6시 아침 식사 시간에 산소마스크 밑으로 미음을 한 숟갈 떠먹이다가 영후는 하복부에 통증을 느껴 식은땀을 흘리기 시작했다. 그동안의 병원생활이 몸에 무리를 주었는지 통증이 간헐적으로 오기 시작했다. 잠시도 자리를 비울 수 없는 그런 상황에서 영후에게 통증이 오기 시작한 것이다. 그동안의 스트레스가 쌓여 몸이 고장난 것인지 진단을 받아 치료하지 않으면 안 되었다.

다음 날 오전부터 간병인을 한 사람 아내 곁에 붙여놓고 영후는 비뇨기과로 검사를 받으러 갔다.

"전립선에 염증이 있습니다. 크기도 많이 커져 있고요. 나이 들면 50% 이상이 걸리는 흔한 증상입니다."

인상이 넉넉해 보이는 의사가 큰 걱정 하지 말라는 표정으로 검사 결과를 일러주었다. 그리고 오늘 오신 김에 전립선 온열시술도 받고 가라며 웃는 얼굴로 말했다. 다행이다 싶었던 영후는 의사의 지시대로 온열시술실로 가서 시술을 받았다. 요도 속으로 가는 열선을 집어넣어 온도를 올린 후 한 시간이나 움직이면 안되는 시술이었는데, 온열시술이라는 편해 보이는 느낌과는 달리 하복부 쪽에서 참기 힘든 난생처음 겪어보는 통증이 밀려왔다.

건강이 얼마나 소중한 것인지, 통증 없이 고통스럽지 않은 상태가 얼마나 행복한 것인지 아파봐야 아는 이 어리석음. 건강하면 더 바랄 게 없다! 건강을 잃으면서까지 집착하던 그동안의 모든 일이 한순간 부질없이 느껴졌다.

아내와 나는 건강하지 못한 환자인 것이다. 영후는 가슴이 메어졌다. 이제 막다른 벼랑에 다다른 느낌에 영후는 앞이 캄캄해졌다. 아내의 그칠 줄 모르는 기침 소리도 영후를 더욱 불안하게 했다. 거의 피폐해진 몰골의 아내가 엎드린 채 가래를 뱉어내려고 콜록거리는 모습을 바라보는 것은 고문과도 같은 일이었다.

지금 이 상황은 아내를 돌보고 지키지 못한 내 잘못이다. 건강의 소중함을 모르고 건강할 때 건강을 지키지 못한 잘못이 뼛속 깊이 사무쳐왔다. 푹 꺼져 들어간 아내의 얼굴을 바라보는 것이 힘들어 영후는 병원을 빠져나와 명동성당으로 향했다.

"내 아빠 최고야. 사랑해, 사랑해" 하며 중환자실 병상에서 산소마스크를 쓴 채 노트에 사인펜으로 적어 보이면서 두 손가락으로 브이자를 그려 보이던 아내. 그 조그만 가슴속이 그렇게 썩어가고 있었다니. 왜 몰랐을까? 영후는 아내를 지키지 못한 후회로 가슴이 미어졌다.

명동성당 입구에서 누군가가 영후를 불렀다. ○○병원 원목실 수녀님이 반가운 얼굴로 손을 들어 보인다.

"형제님, 자매님은 좀 어떠신가요?"

"부원장님이 어렵다고 그러시네요."

영후는 어두운 표정을 지으며 마리아 수녀를 쳐다보며 대답했다.

"하느님께 열심히 간구하다 보면 기적도 일어난답니다. 그리고 살고 죽는 건 하느님 뜻에 맡기시고 힘내세요."

마리아 수녀가 미소 띤 얼굴로 영후의 손을 꼭 잡고 용기를 북돋아주었다. 6시 저녁미사를 마치고 명동성당을 나서는데 휴대전화 벨이 울렸다.

"나야, 리노."

반가운 목소리다.

"아니, 홍천서 여기까지 힘들게 뭐 하러 오셨수? 전화로 하지."

병원 앞에서 만난 영후가 미안해하자 리노 형이 어깨를 툭 치며 "아까 병실에 올라가서 니 와이프 보고 내려왔어. 살고 죽는 건 사람이 맘대로 못 하는 거여. 너까지 쓰러지면 큰일이야, 힘내!" 하며 영후를 위로했다. 그러고는 극구 사양하는 영후에게 얼마 안 된다며 봉투 하나를 주머니에 찔러주곤 어둠 속으로 사라져갔다. 멀리 홍천에서 일부러 찾아와 위로해주고 가는 리노 형이 고마워서 영후는 가슴이 먹먹해졌다. 리노 형이 더 이상 안 보일 때까지 영후는 그 자리에 서서 형이 사라져간 명동의 밤하늘을 올려다보았다. 별이 보이지 않는 캄캄한 밤하늘과 네온 불빛이 휘황하게 번쩍이는 명동의 밤풍경이 영후를 외롭게 했다

명동의 밤은 스테인리스처럼 반짝이고 있었고, 지상에서 명멸하는 네온의 불빛이 갑자기 소외감을 증폭시켰다. 그러나 길 끝난 곳에서 길은 다시 시작되는 것이다. 벼랑 끝에서도 솟아날 길은 있는 것이다! 영후는 두 주먹을 꽉 쥐며 가슴을 폈다. 폐 속으로 찬 공기가 잔뜩 들어왔다. 아내의 폐 속에도 신선한 공기가 가득 찰 날이 곧 올 것이다. 어둠 속에서 갑자기 새 빛이 보이는 느낌에 영후는 두 주먹을 더욱 꽉 쥐었다. 그리고 아내가 누워 있는 ○○병원으로 씩씩하게 걸어가기 시작했다.

아내의 가슴 옆에 튜브를 뽑고 항암 치료를 시작한 지 일주일쯤 지난 어느 날 목포에서 비보가 날아왔다. 막내 오빠의 갑작스런 사망 소식이었다. 막내 오빠는 동생 면회 며칠 후 목포의 어느 병원에서 건강검진을 받았는데, 폐에 아주 조그만 종양이 발견되어 간단한 제거수술을 받은 다음 날 호흡곤란으로 갑자기 사망하셨다고 했다.

"오빠가 우리 막내 대신 가셨나 보다."

막내 언니가 막내를 위로하는 말을 했다. 언니의 위로 말에 아내의 눈에 눈물이 글썽해졌다. 멀쩡하던 막내 오빠와 사경을 헤매다 목숨을 부지하기 시작한 아내. 아내가 쓰러진 후 영후도 서서히 지쳐가고 있었다. 그런데 신기하게도 아내는 영후가 지쳐가기 시작할 즈음에 조금씩 차도를 보이기 시작했다. 열이 37.2도로 내리고 항암의 효과가 나타나기 시작한 것이다.

"항암주사가 효과가 있어 조금 좋아졌어요."

부원장님이 밝은 얼굴로 아내를 쳐다보며 웃었다.

"내가 특별한 애정을 가지고 치료하는 환자입니다. 치료 잘하고 관리 잘하면 5년 이상 살 수 있고 완치도 가능합니다. 열심히 해 봅시다."

부원장님이 영후를 보며 격려했다.

더위가 기승을 부리던 6월 하순에 서울로 올라온 지 어느덧 넉 달이 훌쩍 가고 만추의 계절이었다. 거리에는 가로수 잎들이 뒹굴고 있었다. 꿈같이 지나간 4개월이었다. 그동안 5번의 항암을 잘 견뎌준 아내가 눈물 나도록 고마웠다. 이제부터는 퇴원을 해서 3주에 한 번씩 항암주사를 맞으러 올라오는 것이 치료 일정이었다.

5개월간의 입원 치료 후 집으로 돌아와 하당의 바닷가에 나간 어느 날 오후 햇빛이 눈부셨다. 겨울로 가는 길목인 11월 중순 오후의 햇볕은 따사로웠고 잔잔한 바다 위에 갈매기가 날고 사람들은 더없이 평화스러워 보였다.

에필로그

아내야, 내 아내야!

내 좋은 님이 화장대 앞에서 얼굴에 로션을 바르고 있다. 잠옷 대신 헐렁한 내 내복을 입고 등이 휜 채 비쩍 마른 몸으로 거울을 보며 얼굴을 다듬고 있다. 좋을 호, 맡길 님. 이호님. 내 곁에서 반평생을 살아준 좋은 님. 이 좋은 님이 폐선암 말기로 생사의 기로에서 사경을 헤매다가 꺼져가는 심지 다시 살아나듯 가냘픈 생명을 다시 이어가고 있다. 다시 살아주어서 고맙다, 아내야!

6월 23일 밤 11시에 산소호흡기를 한 채 앰뷸런스로 목포에서 서울로 가는 5시간 동안 도중에 죽지 않고 살아주어서 정말 고맙다. 병원 부원장님의 배려로 초특급으로 흉부수술 후 중환자실에서 산소마스크를 한 채 2주간이나 잘 버텨주어서 너무너무 고맙다, 아내야. 부원장님의 말씀으로는 사흘 내 수술하지 않으면 사망했을 거라고 하더구나.

수술 후에도 두세 달을 넘기기 힘들다고, 환자가 원하는 것을 다해주라고 할 때 나는 눈앞이 깜깜해지고 가슴이 무너져 내렸단다. 나는 당신 없이는 살지 못할 사람인데, 당신 없는 세상은 생각해본 적도 없는데 기가 막힌 선고를 들을 때 나는 내가 대신 죽을 수 있다면, 그렇게 할 수만 있다면 하는 심정뿐이었단다. 대신 아플 수 없는 게 안타까워 나는 실성한 사람처럼 넋이 반쯤 나갔었다. 흉부수술 후 가슴에 꽂은 튜브에서 흐르는 핏물이 보름이나 멎질 않고 열이 38도를 오락가락하며 더 떨어지지 않아 얼음주머니를 등에 대고 자야 하는 당신을 의사도 걱정하고 나도 매일 조마조마했는데, 기적처럼 핏물이 멎어 그때부터 항암 치료를 시작할 수 있어 얼마나 다행인지 몰랐단다.

다시 돌아오지 못할 줄 알았던 집으로 돌아온 날 나는 눈시울이 뜨거워지고 가슴이 먹먹해지며, 5개월 동안의 넋 나간 듯 지낸 병원생활이 까마득한 옛일인 양 스쳐가더구나.

아내야. 이제부터, 이제부터 진짜 시작이란다. 잦은 기침을 쿨럭이다 잠든 당신의 얼굴을 가만히 바라보다가 여기에 짧은 기록을 남긴다. 내 좋은 님, 이호님 파이팅!

나의 꿈은 '건강한 할머니'

윤지희(가명)

지금으로부터 약 5년 전의 나에게 "너의 꿈은 무엇이니?"라고 물어본다면 여러 가지 대답을 했을 것이다. 사회 초년생으로 넘치는 패기에 임원이 되고 싶다는 생각도 했었고, 좋은 사람을 만나 행복한 결혼생활도 하고 싶었고, 영어 공부를 열심히 해서 다른 나라 친구들과 대화도 유창하게 하고 싶었다. 하지만 5년이 지난 지금은 딱 하나 '건강한 할머니'가 되는 것이 나의 꿈이다.

사람들은 대부분 나이 드는 것을 두려워할 텐데, 특히나 20대 꽃다운 나이에 할머니가 된다는 것은 어떻게 보면 슬픈 일일지도 모르겠다. 하지만 5년 전 암 선고를 받은 그날의 난, 살아남아서 꼭, 할머니가 되고 싶었다.

회사생활 3년차, 연애 1년차로 아주 풋풋한 사랑과 함께 열심히 일하던 27세의 나이, 정확히 2014년 1월에 나는 암 환자가 되었다. 어느 날 갑자기 오른쪽 가슴 아랫부분에 작은 구슬 같은 것이 만져졌다. 초·중·고등학교 때부터 뛰어난 체육 실력으로 운동에서 반 1등을 놓치지 않았던 터라 체육교육과로 진학했고, 언제나 운동과 함께했던, 그리고 잔병치레가 거의 없었던 너무나 건강했던 나였다.

그렇기에 한 치의 의심도 없이 그냥 양성 종양일 것이라 생각했던 나는 병원에 갈 생각도 없었다. 하지만 주위 친구들의 권유로 '그냥 한번 가볼까?' 하는 가벼운 마음에 검사를 하게 되었다. 초음파 검사를 해서 보이는 새까맣고 동그란 모양의 종양, 화면에 보이는 그 동그라미를 보면서도 '별거 아니겠지' 하는 대수롭지 않은 마음이 컸다. 초음파를 보던 의사 선생님은 조직검사를 하고 가라고 하셨다. 긴 바늘이 동그라미를 향해 깊숙이 찔러진 그때까지도 당연히 아무것도 아닐 것이라 생각했다.

드라마에서 보면 의사 선생님들이 자주하시는 말씀, "검사 결과 나올 때 꼭 보호자와 함께 오세요." 이 말을 들었을 때 기분이 아주 조금 싸했지만, 그래도 나는 가벼이 생각하고 일주일을 신나게 놀았다. 그리고 보호자인 부모님을 모시고 가지 않고 제일 친한 친구, 그리고 남자친구 셋이서 놀러가는 마음으로 병원을 다시 들렸다. 아주 어려 보이는 여자 친구와 함께 들어간 진료실. 의사 선생님은 나와 친구를 번갈아가며 쳐다보더니 난처하다는 말투로 "부모님은 안 오셨어요?"라고 물으셨다. 그러고는 평생에 잊지 못할 순간, "암입니다."

그렇게 스물일곱 살 나이에 가장 친한 친구 옆에서 나는 암 선고를 받았다.

암이라는 말을 들은 그 순간까지도 눈물이 나지 않았다. 믿기지 않는 상황이었기에. 의사 선생님은 종양 크기가 1.5~2센티미터 정도 되는 것 같다, 부분절제를 할지 전절제를 할지 생각을 해보아야 한다고 하셨다. 얼떨떨한 그 순간에 수술비가 가장 궁금했다. 전절제를 하고 복원 성형을 할 경우 수술비가 1,000만 원이 넘을 거라는 말을 듣고, 아이러니하게도 그때 눈물이 났다. 그땐 그냥 그랬다.

1,000만 원이라는 큰돈이 내 병이 작지 않음을 상기시켜 줬던 것일까. 급한 마음에 바로 다음 주로 수술 날짜를 잡고 진료실을 나왔다. 진료실 앞에서 기다리던 남자친구를 본 순간 왈칵 눈물이 쏟아졌다. 그렇게 펑펑 울고 나니 또 하나의 벽, 부모님께 알리는 순서가 다가왔다.

떨리는 마음으로 전화를 걸었던 순간 엄마는 생각보다 담담하게 들어주었고, 아빠는 순간 비명을 지르셨다. 그렇게 그날부터 아픈 딸, 불효녀가 되었다.

회사에서는 감사하게도 병가 처리를 해주어 그다음 주에 바로 병원에 입원해서 수술을 받기로 했다. 침대에 붙여진 병원 나이 26세, 이름 ○○○ 글자를 보며 서글펐던 기억이 아직도 선명하다. 수술대에 누워서 수술실로 들어가는 날 내 옆엔 부모님과 남자친구가 함께했다.

그렇게 수술은 4시간이 넘게 이어졌고, 밖에서 보호자는 초조하게 기다렸다. 생각보다 길어진 수술에 놀랐다고 하는데 나는 물론 기억이 나지 않는다.

수술이 끝나고 마취에서 풀리는 순간, 너무 추웠고 화장실이 가고 싶었다.

"추워, 추워. 화장실 가고 싶어."

이 말을 연발하며 병실로 돌아와서 조금 뒤 딸기를 한가득 먹어치웠다. 수술을 하고 나면 목이 아파서 뭐가 안 넘어간다는데 잘 넘어갔다. 수술 결과는 우측 1.5센티미터 호르몬 양성, 림프 전이 없음으로 인해 부분절제를 했다. 다행히 전이가 없어 유방암 1기로 진단되었다.

부분절제를 해서 그런지 생각보다 수술 후 아프지 않았고 밥도 맛있게 먹으며 퇴원할 때까지 밝게 그렇게 지냈다. 하지만 수술보다 큰 산, 공포의 빨간약 '항암 치료'가 기다리고 있었다. 1기인 경우 항암을 패스하기도 하지만 젊은 환자인 경우 위험도가 커서 항암을 진행하는 경우가 많다고 했다. 차후 치료는 항암 4차, 방사선 치료, 타목시펜 5년 복용으로 이어졌다.

항암 치료를 처음 받는 날 수술을 무난하게 넘겨서인지 자신감 넘치게 병원에 갔다. 왼쪽 손등에 주삿바늘이 꽂혔고, 빨간약은 주삿바늘을 통해 내 몸 전체에 퍼지기 시작했다.

주사를 다 맞고 나서도 한참을 아주 멀쩡했다. 그래서 항암 치료약에 부작용이 없는 줄 알고 속으로 쾌재를 불렀다. 하지만 그것도 몇 시간일 뿐, 저녁부터 속이 매슥거리기 시작하더니 구토감이 연달아 찾아왔다.

온몸에 힘이 없이 축축 쳐지더니 밥맛도 싹 사라지는 신세계를 경험했다. 그렇게 며칠을 심한 입덧 같은 상황에서 바닥을 기어다니다 딱 6일째 정도쯤 되니 다시 몸이 살아남을 느꼈다. 3주 간격으로 맞는 주사에 나는 4번을 일주일은 죽은 듯이, 2주일은 살아나서 지냈다.

처음 주사를 맞고 2주쯤 지났을까, 머리가 하염없이 후드득 떨어져 내리기 시작했다. 여자인 나에게서 가슴 일부를 앗아간 암은 잔인하게도 머리카락까지 요구했다. 착하게도 내 몸은 머리카락을 내어주고 손발톱이 까맣게 되도록 내어주었다. 암이 빠른 세포이기 때문에 항암약은 빠른 세포를 모두 공격하도록 만들어졌다. 덕분에 빠른 세포인 머리카락, 온몸의 털, 소화 기능, 손발톱, 난소 기능 등 많은 것을 함께 공격한다. 하루빨리 항암약이 개발되어 고통받는 사람이 줄어들었으면 좋겠다.

처음에 호기롭게 시작했던 암 치료는 항암 2차, 3차가 되면서 나를 무참히 짓밟았다. 급기야 나는 치료를 중도 포기하고 싶어졌다. 항암 치료가 나를 살리는 것인지, 점차 죽이는 것인지 알 수 없을 정도로 괴로운 나날이 이어졌다. 그나마 난 1기라서 4차를 처방받은 것이고, 기본으로 8차를 맞는 사람들이 많다. 그런데 고작 4차를 진행하는데도 이렇게 괴로웠으니, 더 많은 항암 치료를 받은 사람들의 고통은 차마 짐작하지 못하겠다. 포기하고 싶은 나날들을 전이·재발에 대한 두려움으로 어쩔 수 없이 질질 끌고 가다 보니 4차 항암이 끝이 났다.

그동안 한번은 열이 너무 심하게 나서 1인실에 격리도 되어보았고, 머리는 빡빡 까까머리가 되었다. 한 번도 짧은 머리를 한 적이 없던 나에게 그렇게 민머리는 찾아왔다.

그나마 외모에 자신 있었던 나는 긍정적인 마음으로 찌그러진 가슴과 빡빡 머리를 내 모습으로 받아들이고 예뻐해주었다. 이렇게 덜 슬플 수 있었던 건 처음 암 진단을 받은 순간부터 5년 뒤인 지금까지 함께해준 남자친구, 현재는 신랑이 옆에 있어줬기 때문이었다. 연애한 지 1년 만에 발병된 암 선고에도 묵묵히 옆을 지켜주었고 내 민머리를 귀엽다고 해준 신랑이 옆에 있었기에 외모 상실에 대한 슬픔이 많이 위로되었던 것 같다. 암 환자, 특히 유방암 환자를 곁에 둔 보호자들은 환자가 상실감을 느끼지 않도록 예쁘다고 계속 말해주는 것이 큰 도움이 된다는 것을 기억해줬으면 좋겠다.

방사선 치료로 가슴이 거무스름하게 변색되었지만 항암 치료에 비하면 고통도 아니었으며, 타목시펜을 복용하면서 갱년기 증상이 찾아왔지만 그 역시 항암 치료에 비하면 행복한 고통이었다. 그렇게 약을 복용하면서 1년에 한 번씩 정기검진을 받으며 점차 암 환자라는 것을 잊어갈 때쯤 유전자검사를 권유받았다.

유방암 1기로 림프 전이도 없었기에 이제 다신 아프지 않을 거라는 자신감이 슬슬 생긴 때쯤 시행한 유전자검사 결과는 슬프게도 BRCA2 변이로 나왔다. 암 선고를 받은 이후로 슬픈 예감은 틀린 적이 없다.

그동안의 식생활과 스트레스가 문제였기 때문에 생긴 줄 알았던 암은, 결국 유전자 변이로 생겼을 확률이 높다는 것을 알게 된 순간 또 눈물이 왈칵 쏟아져 내렸다.

암 환자가 가장 두려워하는 것은 전이·재발로 검진 시기만 다가오면 두려운 마음을 진정할 길이 없다. 안 그래도 전이·재발에 대한 두려움으로 휩싸여 살아가는 암 환자에게 유전자 변이는 더욱 청천벽력과도 같은 일이었다. 자식을 낳게 되면 유전될 확률이 높다고 하니 더욱 슬플 수밖에.

당장이라도 다시 아플 것만 같은 두려움 속에 하루하루를 지내다 보니 어느새 2개월 뒤면 5년 생존자라는 타이틀을 거머쥐게 될 순간이 온다. 그사이에 나는 30대가 되었고, 결혼을 했다. 20대에 갖게 된 이름 '암 환자'로 이제 30대를 살고 있고, 내년에는 5년 생존자로 아이를 낳기 위해 준비 중이다. 항암 치료로 기능이 낮아졌던 난소 기능이 현재는 의사 선생님이 놀랄 정도로 정상으로 돌아왔다. 27세 여성으로서 처음 유방암 판정을 받았을 때 가장 걱정되었던 것이 첫 번째 죽음, 두 번째 결혼, 세 번째 출산이었다. 암 환자로서 결혼 또한 쉽지 않을 거라 생각했고 항암 치료로 아이를 낳지 못하게 될까 두려운 나날들이 이어졌다.

많은 사람이 쓸데없는 걱정에 시간을 낭비한다고 했던가. 나 역시 쓸데없는 걱정에 많은 시간을 허비하며 울었다. 하지만 결국 지금의 나는 죽지 않았고, 행복한 결혼생활을 하고 있으며, 아이 또한 낳을 계획을 가지고 있다.

만약 내가 5년 전 치료가 힘들어서 포기했더라면, 망가진 외모로 자신감 없이 슬프게만 살았다면 지금 이렇게 행복한 순간이 오지 않았을지도 모른다. 하지만 나는 힘든 치료를 이겨냈다. 가슴이 10센티미터 긴 상처와 함께 찌그러졌음에도, 민머리가 됐음에도 자신감을 가지고 내가 가장 아름답다고 생각했기에 지금의 행복이 찾아왔다고 굳게 믿는다. 지금은 다시 머리가 길게 자라 긴 생머리가 되었다.

처음 암 환자가 되었을 때 가장 많이 찾아보았던 자료는 5년 생존자, 10년 생존자 등 '생존'에 관한 내용이었다. 카페 글에 사람들이 "5년 검진 통과했어요", "6년 검진 통과했어요"라는 말을 보면 그게 그렇게 위안이 되고 희망이 되었다.

그래서 내 꿈은 '건강한 할머니'가 되어 "40년 검진 통과했어요", "50년 검진 통과했어요"라는 말을 사람들에게 기쁘게 나눠 줄 수 있는 사람이 되는 것이다. 20대 젊은 환자는 위험도가 크다. 유전자 변이가 있으면 더욱 위험하다. 이런 두려움을 아예 잊고 살지는 못하겠지만 꾸준히 운동하고 식생활을 개선해서 50년 생존자가 되고, 건강한 할머니가 되어 다시 여러분에게 인사하고 싶다.

"잘 지내셨죠? 50년 생존자 '건강한 할머니'입니다."

더 좋은 날이 오리라, 꼭 오리라

송금자

2015년 5월 11일 저녁 8시, 나는 미국 LA행 비행기를 타기로 예약이 되어 있었다. 친구의 딸이 그곳에서 대학을 졸업하게 되어 졸업식 참석차 친구가 미국에 가게 되었는데 나도 동행하기로 했기 때문이다.

우리는 한 달 정도 미국에 체류하며 여행을 하기로 했다. 가까운 할리우드나 그랜드캐년, 옐로우스톤 등 유명 관광지를 방문하고, 더 멀리 쿠바와 멕시코까지 날아가기로 계획했다. 시간이 된다면 캐나다의 록키 산맥까지도 가볼 참이었다.

돈은 많은데 시간이 없는 친구가 시간은 많은데 돈은 별로 없는 나를 초대한 즐거운 여행이었다. 더구나 모든 경비는 친구가 부담, 더할 나위 없이 좋은 여행이다. 우리는 의기투합하여 비행기 표를 예매했다.

고등학생 시절, 그 순수하게 모든 것이 즐겁고 설레던 시간 이래로 우리 인생 최고의 장밋빛 고운 시간이 기다리고 있었다. 우리가 아직 건강할 때 우리 발로 아메리카 대륙을 돌아다니자, 친구와 나는 포부를 불태웠다.

출발 일주일 전 나는 점검차 동네 병원에 갔다. 며칠 전부터 왼쪽 가슴이 따끔따끔, 찌르르 통증이 계속되었기 때문이다. 혹시 심장에 문제가 있는지, 비행기 안에서 문제가 생겨 심각한 민폐를 끼치기라도 하면 낭패도 그런 낭패가 없지 않은가? 그전에도 유방이 간헐적으로 찌르듯 통증이 있기는 했었다.

며칠 그렇게 통증이 잠깐 있다가 사라지곤 했는데, 곰곰이 따져보니 생리 주기와 상관이 있는 통증인 것 같아 크게 신경을 쓰지는 않았었다. 그래도 여행 중에 문제가 생기면 안 되는 것이고, 심장이라면 더더욱 그렇다는 생각에 출발 전에 체크를 하기로 했다.

동네 내과를 가서 검진을 받는데 의사 선생님은 "심장은 아니다. 심장은 이런 식으로 통증이 오는 것이 아니다"라고 단정적으로 말했다. 이왕 나온 김에 산부인과도 들르기로 했다. 접수를 하고 초음파를 보는데 이때부터 상황이 달라졌다.

초음파를 보는 의사는 갸웃갸웃 고개를 저어가며 "이런 것은 처음 본다. 임파가 이런 모양이면 몸에 뭔가 이상이 있는 것"이라고 설명을 한다. 암이라는 단어를 애써 피해가고 있는데 나는 그 단어를 대충 알아들은 듯하다.

그 자리에서 협진병원인 ○○병원을 예약해주고 진료의뢰서를 써주었다. ○○병원의 진료 예약일은 그로부터 일주일 후였는데 그 일주일 동안 나는 천당과 지옥을 왔다 갔다 했다. '암이란 말인가? 아니야, 아닐 거야! 유방에 생긴 염증 정도일지 몰라.'

때는 찬란한 계절 5월, 사방에 봄은 이제 막 피기 시작하는데 내 마음에는 삭풍이 불고 바삭바삭 말라갔다. 좋은 것을 보아도 아무것도 좋아 보이지가 않고 서늘한 바람만 이마를 스쳤다. 그렇게 일주일을 보내고 마침내 진료 예약일, 동시에 미국으로 출발해야 하는 날이 왔다.

오후 1시에 진료를 받고 밤 8시에 미국행 비행기를 타면 되는데 출발을 몇 시간 앞두고도 나는 여행 가방조차 싸두지 못했다. '괜찮을지도 몰라' 하는 생각에 얼른 진료를 마치면 집에 가서 대충 가방을 챙겨서 떠날 생각이었다. 그러나 초음파를 보던 수련의는 단지 초음파를 봤을 뿐이었는데도 "미국에 갈 수 없다. 취소해라" 이렇게 단언했다.

내가 암이냐고 묻자 일말의 망설임도 없이 그렇다고 했다. 그리고 조직검사를 위해 왼쪽 유방에서 시료를 떼어냈다. 진료실을 나오니 그때에야 훅하니 눈물이 쏟아져 나왔다. 지난 일주일 동네 병원에서 잘못 봤을 거라고 우겨왔던 실낱같은 기대가 왈칵 무너졌다. 그렇게 나는 그날 저녁 미국행 비행기를 탈 수 없었다.

2015년 5월 18일, 조직검사 결과를 확인하러 남편과 함께 ○○병원을 방문했다. 이제는 주치의가 정해져 그 선생님 방에서 검사 결과를 들었다. 암이 맞고 기수는 4기, 암 덩어리가 매우 컸다. 일주일을 기다리며 마음을 다독여온 나는 그 자리에서 주치의와 함께 수술 날짜를 결정하고 집으로 돌아왔다. 도림천을 따라 걸어서 돌아오는데 그 길이 황망하고 멀었다. 세상이 아스라이 멀어졌다, 다가왔다를 거듭했다. 남편과 나는 아무 말 없이 걷기만 했다. 도중에 설렁탕 한 그릇을 먹으면서도 할 말이 없었다.

집으로 돌아와 안방 문을 열고 들어와서아 우리는 서로를 바라보며 울었다. 4기라니, 죽음이 가까이 다가와 있었다. 매우 가까이, 지척에. 나는 그날 대한민국 국가기관에 등록된 공식 암 환자가 되었다.

암을 선고받을 때 사람들은 통상 몇 가지 단계의 반응을 보인다고 한다. 현실을 부정하고 원망·불평을 하다 포기하고 체념한다는 식의 그런 감정적 흐름을 보인다는 것이다. 나와 남편은 그런 소모적인 과정을 지나가지 않기로 결정했다. 상황은 이미 이렇게 된 것, 현실을 받아들이고 치료든 무엇이든 그 단계 단계를 수

용하자고 방향을 정했다.

돌아보면 자책감이 들지 않을 수는 없었다. 나는 왜 건강검진을 제때 받지 않아서 이 지경이 되었을까. 그 안일과 게으름이 부끄럽고 괴로웠다. 변명하자면 5~6년간 집안에 닥친 우환으로 나는 삶의 의욕이 없었다. 허무감과 우울한 감정으로 사는 데에 재미가 없었다. 그러니 살자고 건강검진을 받으러 갈 힘이 없었다.

남편은 남편대로 아내인 나를 제대로 돌보지 못했다는 자책감으로 얼굴을 들지 못했다. 이런 감정의 찌끼들은 문제 해결에 아무런 도움이 되질 않는다.

나는 무엇이 문제이고 원인이었는가 하는 따위의 소모성 질문을 하지 않기로 했다. 살 수 있을 것인가, 아닌가의 질문도 하지 않기로 했다. 지금의 문제를 그대로 받아들이고 수동적이지만 전적으로 감당하기로 결심한 것이다. 나는 두고두고 그 결심을 잘했다고 생각한다.

수술 날짜를 정하고 기다리던 차에 병원을 옮기기로 했다. ○○병원은 집에서 가까워 여러모로 좋았다. 그래서 쇼핑하듯 이 병원 저 병원 쓸데없이 돌아다니는 짓을 하지 않기로 했는데, 나의 발병 소식을 들은 선배가 모교의 병원으로 옮기라고 권해왔다.

그곳으로 가면 지인인 후배가 주치의가 되고 선배의 집에서 가까워 본인이 나를 돌봐주기도 좋다고 여러 차례 강권을 하는 것이었다. 그 강권이 집요했다. 나중에는 귀찮아서 하는 수 없이 병원을 옮기는 데 동의했다. 병원을 옮기는 것은 마뜩찮았는데 그 결정은 여러 사람에게 평안을 주는 결정이었다. 왜냐하면 그해 5월 메르스가 창궐하여 전국에 소동이 났고 ○○병원에도 감염된 메르스 환자가 부지중에 다녀가 큰 걱정이 되었기 때문이다.

남편은 현직 교사라 수업 중에 많은 아이들과 접해야 했는데 메르스 때문에 전전긍긍했다. 내가 옮겨 간 대학병원에는 다행히 메르스 환자가 없었다.

병원을 바꾸고 주치의도 바뀌니 치료 방법도 달라졌다. 선수술, 후항암에서 선항암, 후수술로 바뀐 것이다. CT, PET-CT 등 온갖 검사를 다 받았는데 일단 암의 사이즈가 9센티미터 이상으로 나왔던 듯하다.

그 결과로 3기말 기수를 판단받았다. ○○병원에서보다 암의 기수를 조금 깎아줬는데 3기말이나 4기나 환자 입장에서는 도토리 키 재기다. 우리는 그 진단을 두고 지인 카드를 적용받았다며 웃었다.

6월 초에 첫 항암이 시작되었다. 주치의는 박○○ 교수라고 그 자신이 세 차례 암을 겪은 암 환자 출신이다. 교회에서 만나 아는 후배이기도 하다. 그는 자신이 당해본 고통으로 인해 암 환자들이 겪는 모든 곤란과 고통에 대해 이해가 깊었다. 한마디로 암 환자의 이야기를 알아듣는다고 해야겠다. 잘 들어주고 격려해주고 같이 눈물도 흘려주었다. 물론 엄살이 심하다 싶으면 혼을 내기도 했다.

그의 모든 환자는 회진 시간, 그녀의 발자국 소리를 기다리면서 반가워했다. 이런 주치의를 만났으니 나로서도 행운이었다. 환자는 자신을 담당하는 의료진을 절대적으로 신뢰해야 한다. 그가 하는 말을 들어야 한다. 그런 관계가 환자 자신에게 이롭다.

누구를 막론하고 아프면 외롭다. 세상은 반짝반짝 빛나고 새들은 자유롭게 창공을 날며 사람들은 다 행복해 보이는데 나는 파리한 얼굴을 하고 병실에 처박혀 있고 세상은 나에게 아무런 관심이 없다. 그리고 나는 죽어가고 있다. 이렇게 생각을 하게 되면 환자는 불행하고 외롭다. 의료진은 이런 환자의 마음도 다독여야 한다. 그러니 환자와 의사 간의 관계가 어떠해야 하겠는가? 나는 암에 대해 아무런 정보도 찾아보지 않기로 하고 모든 것을 주치의에게 맡기고 물으며 그의 치료 방향에 따랐다. 이것은 잘한 일이다.

항암 첫날이 생각난다. 유방암 환자들에게 악명 높은 공포의 빨간 주사약이 있다. 아드리아마이신이라는 약인데 나중에는 그 색깔만 봐도 질린다. 항암 1회차, 그 약과 또 다른 약을 정맥주사로 맞았다. 가슴에 포트를 심어두고 거기로 주사약이 투약된다. 관을 타고 체리 주스 같은 그 약이 내려온다. 첫 한 방울이 내 몸으로 투입, 그 순간 내 몸이 죽어가는 것이 즉각적으로 느껴진다. 맥박이 느려지고 온몸의 힘이 빠진다. 간호사는 부지런히 소변으로 그 약 성분을 배출하라고 말한다. 온몸, 뼈마디가 쑤시고 아리고 시려서 그날 밤 나는 잠을 잘 수가 없었다.

주치의 선생님의 말씀에 의하면 한순간에 10년의 노화가 진행되는 것으로 생각하면 맞다고 한다. 어찌나 통증이 심했던지 눈물이 나고 내 호흡과 맥박이 자꾸 느려지고 흐릿해진다. 나는 가만히 자신에게 말해줬다. '참아, 지나간다. 지나가면 또 살 만할 것이야. 생명은 회복된다. 좋은 시간들이 또 올 것이야.' 마침내 어느 정점에 맥박이 멈춰 서는 듯하더니 다시 돌아와 힘을 내서 뛴다. 그 정도로 나는 내 몸의 감각에 집중했다. 호기심이기도 하다. 관절통에 신음하다 어찌어찌 겨우 잠이 들었다. 잠결에도 아파서 신음했다.

한밤중 이상한 느낌 때문에 잠이 깼다. 잠에서 완전히 깨어나 보니 암이 있던 왼쪽 가슴이 바글바글 끓는 듯하다. 혹시 뜨거운가 하고 만져보니 체온은 정상이다. 물 끓는 듯한 느낌은 아니고 뭔가 작은 구슬들이 톡톡 튀어 오르는 느낌, 보지는 않았지만 수은이 끓으면 이렇겠다고 상상이 된다. 그 자극이 어찌나 심했던지 잠에서 깬 것이다. 언제부터 그랬는지는 모르겠다. 잠을 자고 있었으므로. 시간이 지나자 자극이 점점 사그라들더니 없어졌다.

아침에 일어나 보니 딱딱하던 암 덩어리가 부드러워지고 전체 부피는 60퍼센트 이상 줄어든 것 같다. 아침에 회진을 하던 의사도 내 가슴을 만져보더니 아주 많이 줄었다고 했다. 간밤의 그 끓는 듯한 증상은 암세포가 파괴되는 현상이었을까? 의사의 설명이 없으니 알 수는 없다.

그 후 동일한 처치를 4회 더 받고, 탁솔로 바꾸어 12회 항암, 그해 12월 왼쪽 유방 전절제수술을 받고 상처가 아물자 방사선 35회 조사, 헤셉틴 치료를 1년 받았다. 그 모든 과정은 매우 고통스러웠다. 탁솔 부작용으로 손발톱이 건조해져 살을 파고들어 가 순간순간 너무도 고통스러웠다.

관절통도 무시를 못 하겠다. 야트막한 동네 뒷산을 못 올라가 후들후들 떨던 다리, 하릴없이 빠지는 머리카락을 빗으며 멍하게 서 있던 화장실, 삼키기 고역이었던 음식들. 그래도 견딜 만하고 참을 만했다. 비교적 까탈스러운 내 성격을 생각한다면 기적과도 같이 순조로운 날들이었다고 말하고 싶다.

암에 걸리면 나쁜 일이 생겼다고들 생각한다. 고생과 고난, 눈물 바가지로 여긴다. 나도 그렇게 생각했다. 그래도 세상에 공짜는 없다고 암이 가져다주는 축복들이 있다. 일단 암에 걸리면 인생을 반추할 수 있다. 잘못 살아온 삶의 이력과 궤적들을 돌아보며 반성하고 수정할 기회가 있다.

그리고 사람 사이의 관계가 일종의 정리를 맞는 것도 복이다. 가족과 사랑하는 사람들과의 관계성이 회복되고 또 중요해진다. 그리고 암 환자들의 이구동성이기도 한 것인데, 암 환자가 교통사고로 불시에 세상을 떠나는 사람보다는 몇 배 더 낫다는 위안이 있다. 왜냐하면 죽음에 이르기까지 시간이 주어지기 때문이다. 사랑하는 사람들과 작별 인사를 할 시간이 주어지니 그것도 복이라고 우리 암 환자들은 말한다.

항암 중에 같이 치료 중이던 열 살 어린 후배를 친구로 사귀었는데, 그녀도 이런 복을 이야기하며 좋은 것이라고 했다. 그녀는 7년을 투병하다 어린 자식들을 남기고 2017년 여름에 세상과 이별했다.

나 개인으로서도 나름대로 즐겁고 행복한 일들이 많았다. 빠지는 머리카락을 감당하지 못해 찾아간 단골 미용실의 원장은 암 환자를 가족으로 겪어본 경험이 있어서 나를 따뜻하게 위로해주었으며, 교회와 남편 학교의 많은 선생님이 나를 위해 기도하며 물질적으로도 후원을 해주었다.

또 어찌어찌 나의 투병 소식이 알려져 전 세계에 흩어져 있던 친구들과 지인들로부터 따뜻한 위로와 건강식품들을 선물 받기도 했다. 내가 밥 몇 끼를 대접했을 뿐인 어느 선교단체의 단체장은 전 세계로 나가는 그들의 소식지에 나를 소개하면서 기도를 부탁해주기도 했다.

받은 사랑이 참으로 많다. 나의 얼굴도, 이름도 제대로 알지 못하는 사람들로부터도 기도의 수고를 받았다. 이런 모든 사랑이 나를 행복하게 해주었고 내가 인생을 그리 틀리게 살지 않았다는 확인이 되기도 했다. 가족들의 위로와 사랑은 말해 무엇하리.

그 당시 고등학교 1학년이었던 아들은 삭발한 나의 민머리를 하염없이 쓰다듬어주면서 "우리 엄마는 머리를 밀어도 예쁘네" 하며 숱한 거짓말을 해주었다.

우리 집 뒤쪽에 조그만 절이 하나 있는데 그곳의 보살님들과 같이 놀면 된다고 "힘내라, 울 엄마" 하고 웃으며 격려를 하던 예쁜 아들, 노심초사 내 곁을 지키며 돌본 남편의 수고와 눈물. 나는 힘들었던 하루하루를 이런 사랑을 먹으며 견디고 버티었다.

나는 저체중아로 태어나 어린 시절 몸이 매우 약했다. 지금은 살이 많이 쪄서 누구도 믿지 않을 이야기다. 아무튼 그래서인지 나의 기질은 매우 약하다. 나는 처음부터 암과 싸울 생각을 못 했다. 그저 '주어진 상황에 내 몸을 내맡기고 엄살하지 말자. 의료진의 방향과 처지를 따라가자' 하는 아주 단순한 결심만 했을 뿐이다. '어떻게 암을 이겼느냐?'라고 묻는 사람들에게 해줄 말은 딱히 없다.

우선은 아직도 나는 보호관찰이 필요한 환자이고 6개월마다 검사를 받고 진료를 받는 입장이기 때문이다. 그래도 할 수 있는

114

말은 절망하거나 '나만 이런 불행을 맞고 있다'라는 따위의 생각을 할 필요는 없다는 것이다.

요즘은 의학이 발달해 암 환자 개개인 맞춤 치료를 하고 있다고 해도 과언이 아닐 정도로 항암제를 비롯한 약들과 치료 과정의 부작용을 상쇄시켜 줄 많은 약과 방법들이 있다. 변비, 설사, 부종, 수족 절임 등등 부작용들에 대한 적절한 치료 방법이 있으니 겁을 먹을 필요가 없다.

다만 잘 견디고 버티는 것, 잘 먹고 잘 자고 적절히 운동하며, 긍정적인 생각과 마음으로 여유 있게 생활하는 것이 필요하다. 맑은 공기와 영양이 골고루 섞인 건강식을 섭취할 수 있다면 좋을 것이다. 또한 주변 이웃들과 건강한 인간관계를 맺고 유지하는 것이 좋다고 생각한다. 이런 것들은 내 견해의 일부이므로 절대적인 것은 되지 못할 것이긴 하나 그렇다고 무시할 사람도 없을 것이다.

암을 경험한 이후 나는 많은 부분에서 생각이 달라졌다. 우선 죽음에 대한 인식이 달라졌다고 말하고 싶다. 이것은 워낙 개인적인 부분이기 때문에 이 글에서는 다룰 수가 없다. 또 하나 달라진 것은 인간관계다. '까탈스럽지 않고, 원만하게'가 모토라고 보면 될 것이다.

원래 술이나 담배 같은 유해한 기호가 없었으므로 삶의 스타일에서 크게 달라진 것은 없다. 영양을 생각하며 조리하고 맑은 공기를 쐬려고 노력하는 정도랄까? 내가 가장 감사한 것은 이제는 고통 가운데 있는 사람들에 대해 동병상련이 깊어졌다고나 해야 할까?

대학 시절 친구 하나가 췌장암으로 말기의 말기에 닿아 있다. 20여 년을 외국에서 생활했던 그 친구는 국내에 연고가 많이 남아 있지 않다. 나는 그녀를 문병한다. 그리고 잘 견디고 버티자고 이야기한다.

캐나다에서는 후배 하나가 역시 유방암으로 투병 중이다. 그녀에게도 동일한 격려를 하고 있다. 나의 격려가 예전에는 공허한 소리에 불과했을 것이다. 그런데 지금은 그 격려에 에너지가 들어 있어서 암으로 고통하는, 그리고 죽음을 앞둔 친구에게 힘이 전달되는 것을 본다.

이것은 얼마나 감사한 일인가? 고난을 받는 사람에게 힘이 되는 격려와 위로를 전할 수 있는 특권을 가지게 되다니 나로서는 참 기쁜 일이다.

진료차 내가 치료받던 병원을 가게 되면 진료 후 나는 병원 원목 목사님과 함께 암 환자 병실을 찾아간다. 귀찮은 손님이라고 생각하는 그들에게 "제가 4기 암 환자였습니다" 하고 나를 소개하면 그들 눈에 순간 생기가 돈다.

희망이라고 해야 하나? 나의 말을 경청하고 나의 기도를 듣는다. 병원이 좀 멀어서, 그리고 나 자신이 환자 입장이라 그럴 기회가 많지는 않지만 이듬해 봄이면 병원 가까이 이사를 할 작정이다. 그렇게 되면 그런 봉사의 시간을 더 많이 가질 생각이다.

나는 주말농장을 분양받아 텃밭 농사를 하고 있다. 햇볕 좋은 날 상추며 무, 배추 사이에서 그것들의 생명력을 받으며 흙에서 놀다 보면 '아, 살아 있어서 이런 즐거움을 누리고 있구나' 하는 감사하는 마음이 생긴다. 수확한 농작물을 주변 사람들에게 나눠 주고 모르는 사람을 불러 세워 안겨주면 행복감이 밀려든다.

물론 내가 완치 판정을 받은 것도 아니고 유방암의 경우는 점점 완치의 개념이 없다고 보는 추세다. 그래도 나는 충분히 즐겁고 행복하다. 누구든 잘 견디면, 잘 버티면 좋은 날이 온다. 맑은 하늘과 볕 좋은 봄날이 오고, 온 세상이 눈부신 초록 융단을 깔고 있는 여름날이 오고, 열매 풍성한 가을날이 온다.

오늘도 차가운 병실의 한구석에 창백한 얼굴로 시름 중인 그 사람에게 말하고 싶다.

"잘 견디십시오. 견디면 좋은 날이 또 옵니다. 생명이 이깁니다."

아이의 작은 세계에 우주가 되어

유승화

왜 사람들은 울 때 꼭 "엄마!" 하고 울까?

애써 태연하게 말하는 순간이 오면 나는 늘 감정이 격해져 있다. 두 돌이 넘은 둘째 아이의 울음소리가 선명한 저녁. 그 울음 끝엔 언제나 '엄마'가 등장한다. 그 아이만이 엄마를 부를 수 있는 게 아닌데, 꼭 나만 특별대우를 받는 것처럼 아이가 엄마라고 부르며 울 때마다 나는 그렇게도 관직을 얻은 것처럼 뿌듯했었다. 그렇게 꿈에도 소원하던 엄마 소리를 듣기 위해 예전의 나는 얼마나 수많은 밤을 아이처럼 울었을까.

아이가 태어나 응애응애하던 순간에도 나는 엄마라고 불러보라고 갓난이의 말문을 막던 엄마였다. 그런데 오늘만큼은 그 엄마를 외치며 우는 그 소리에 온 신경이 집중되어 있다. 누구에게나 소원하고 기다리는 것은 언제나 늦게 찾아오는데, 막상 오지 않기를 바라는 예상치 않은 것들은 순식간에 찾아와 그간의 모든 걸 재앙으로 만들 핵무기가 된다지.

암이라는 새로운 동반자를 잉태했다는 소식을 들은 그날, 나는 왜 울고 있는 둘째의 목소리에 첫째 아이의 모습을 오버랩시킨 걸까. 큰아이는 소리 나는 책의 버튼을 하루 종일 의미 없이 반복해 누른다. 사과, 비행기, 나무, 엄마. 엄마, 엄마, 엄마, 엄마….

아이는 따라 말하는 법도 없다. 그저 말초신경을 자극할 만큼이나 반복 재생되는 음성을 듣고 감각을 추구한다. 큰아이의 이런 지루한 놀이가 반복된 것은 어느덧 7년을 향해 가고 있다. 지칠 법도 한데 그런 놀이를 반복하는 그 아이도, 그리고 그런 그 아이를 바라보며 달라지기를 기대하는 나도 포기를 모른다. 그 어느 마라톤보다도 길고 지루하다.

나는 잠든 아이가 쥐고 있는 그 멜로디 책 속 '엄마'가 씌어진 버튼을 말없이 바라본다.

"돌에 새기듯이 반복해서 들려주면 언젠가는 말할 수 있을 거야."

남편이 수천 번 웃으며 말했던 그 말들이 정말 현실이 될 거라고 믿었던 적은 없었던 것 같다. 보통의 아이들은 태어나 엄마·아빠의 얼굴을 바라보며 눈을 마주치고, 의미 없는 옹알이를 늘어 놓다가 어느새 '엄마'라는 단어를 부르고, 또 다른 세상을 받아 들이고 작은 눈과 가슴속에 세상을 새기는데, 그 간단한 법칙이 절대 간단하지 않다는 걸 몸소 보여준 나의 아이.

아무리 불러도 바라봐 주지 않고, 내가 울 때 그 아이는 웃었고, 어느 장소에서도 함께하기를 거부하는 그 아이에게 과연 반복된 부탁이 통할는지 모르겠다며 화를 냈던 나.

나는 아마도 암묵적으로 큰아이를 잊고 살고 싶었는지도 모르겠다. 무엇도 듣지 않는 그 아이에게 무엇도 바라지 않았던 나. 대신 둘째에게서 원없이 들으려 했던 '엄마'라는 단어. 하지만 들어도 고파오는 그 단어 하나, '자폐'라는 장애는 그렇게 나의 생각과 가슴을 가라앉히고 자꾸만 아프게 했다.

"푹 자고 일어나면 다 끝나 있을 거예요."

의사 선생님의 말씀이 끝나자마자 수술대 위에서 나는, 엄마를 찾는 어린애처럼 구슬프게도 울었다. 마취와 함께 수술이 시작되어 끝날 때까지도 내 젖었던 볼은 눈물의 흔적으로 제법 메말라 있었다. 뭐가 그리 슬프냐는 간호사 선생님들의 말에 대답도 못한 채 아이의 얼굴만 떠올렸던 나. 정말이지 말 한마디 해주지 않던 그 야박한 아이가 내게 무슨 말을 그리도 많이 해준 것처럼 그리웠을까. 꺼이꺼이, 그저 안으로만 삼키던 아이의 모습.

처음 유방암이라는 것을 알았을 때는 아이를 씻기고 나서 내 몸을 씻던 중이었다. 아프지도 않았고, 예고도 없었던 나의 가슴에 어느 날 문득 새로운 것이 새로 들어왔다.

이 덩어리가 언제부터 생긴 건지 묻는 사람들의 말에 나는, 그러고 보니 언제부터였는지도 모른다고 했다. 내가 내 몸을 만져볼 일이 뭐가 있겠느냐며 웃었지만, 나는 사실 정말 나 자신의 가슴이 어떻게 생겼는지도 똑바로 본 적이 없었던 것만 같아 우스웠다. 흔히들 하는 가슴이 아프다는 말은, 겉이 아닌 속이 아프다고 하는 말일 테니, 정말이지 가슴이 직접적으로 이렇게 아프다는 게 너무도 낯선 것은 당연한 일일지도 모른다.

어쨌든 나는 수술대에서 내려와 한참을 지난 후에야 없어진 가슴을 원래 내 것이었던 것처럼 눈에 담아두었다. 오른쪽 가슴 전절제, 가슴에 세를 들었던 1.6센티미터짜리 정체불명의 덩어리는 그날부로 운명을 달리하고, 나는 그 흔적으로만 아픔을 기억할 수 있게 될까.

혼자 침대에 앉아 도시의 교통을 내려다본다. 한 번 출발하면 제자리로 돌아오지 않는 차들과 사람들. 교통지옥이라는 서울의 풍경이 아름답게 보일 수 있는 것은, 이렇게 멀리 거리를 두고 내려다보기 때문일 것이다.

그간 내 곁에서 아웅다웅 나의 삶보다도 더 나로 살았던 나의 아이들. 그 아이들과도 태어나 처음으로 거리를 두고 낯설어질 기회인데도 나는 여전히 모든 것이 고아처럼 불안했다.

나를 불러주던 둘째와 나를 부르지 않았던 첫째의 얼굴을 떠올려본다. 뭉쳐졌다 풀어지는 불분명한 구름의 형상처럼 희미했다. 그럼에도 그리웠다. 누군가에게 들킬까 불안하기라도 하듯, 그렇게 숨죽여 울던 하루하루가 지나갔다.

남편 손을 잡고 이벤트처럼 병실을 찾은 아이들. 둘째는 엄마, 엄마. 메마른 우물에서 샘물을 찾은 듯이 마구마구 내 품 안으로 파고들었다. 그리고 병실의 움직이는 침대가 신기한 첫째는 인사도 없이 침대 리모컨을 작동시키며 또다시 버튼을 반복해 누르기 시작했다. 이러한 혼동의 시간이 왜 나의 안식처럼 편안한 걸까.

한 동네에서 오래 살지 못하고 자주 이사를 해야 했던 예전이 떠올랐다. 장애가 죄는 아닌데, 아픈 아이를 낳은 죄로 사람들 속에서 나는 스스로 섬을 만들었다.

아이의 장애를 이해해달라고 말하기 전에 아이에게 장애가 있다고 말하지 못한 나는 자주 삶의 터전을 버렸다. 내가 버린 것이 사람들에게서 받는 이방인의 눈빛인지, 스스로 보통의 삶을 살지 못하는 것에 대한 자존심인지, 아이와 함께 아이가 있는 그 세상에 고립되고 싶은 비관론인지 나는 지금도 알지 못한다.

그러나 암을 발견하고서부터 더 이상 할 수 없는 이사. 그리고 더 이상 다른 데 쓸 수 없는 내 마음. 듣고 있어도 들리지 않는 세상의 소리들이 어쩐지 나의 삶을 더 편안하게 해주는 것 같은 이유는 무엇일까.

환자식으로 나오는 음식을 자기 입으로 가져가 다 쏟아넣는 첫째를 보며 더 먹으라고 떠먹여 주고, 병원 구석구석을 놀이방처럼 찾아다니던 그날에도 여지없이 밤이 찾아왔다. 남편은 아이들을 데리고 집으로 가기 위한 채비를 시작했고, 나는 또다시 쓸쓸해질 혼자된 시간을 상상했다.

"엄마, 안녕."

작은아이는 헤어지는 순간에도 웃으며 손을 흔들어주었다. 헤어짐이 눈물 나지 않는 그 나이가 부러웠다. 큰아이는 역시 아무 말이 없었기 때문에 나는 아이 대신 "안녕"이라고 말해주었다. 그 순간 하루 종일 아무 말 없이 자기만의 세상에 빠져 있던 큰아이는 갑자기 고개를 들었다.

환자복을 입은 나를 바라보더니 벗기려 한다. 너무 놀란 내가 말문이 막혀 수술 부위를 손으로 감싸쥐자, 남편은 큰애를 나무랐다. 늘 그랬듯이 낯선 공간에서 또 거부반응을 보이는 거라 생각한 남편이 서둘러 아이의 손을 잡고 차로 향하자, 갑자기 큰아이의 입에서 "엄마!" 하는 외마디가 터져 나왔다. 너무 놀란 내가 두근거리는 가슴을 부여잡고 방금 들은 말을 확인하려 하자, 아이는 또다시 벙어리가 된다. 뜨거운 눈물을 흘린 채로. 아이의 닫혀 있던 세계로, 그 가슴속으로 내가 들어가 있었던 것이다.

나는 이제 잃어버린 생물학적인 나의 가슴 대신, 이렇게 뜨거운 가슴으로 더 잘 살아갈 수 있을 것만 같았다.

'내가 너를 얻으려고 그렇게 아팠구나.'

남편과 아이들이 떠나고 홀로 남은 병실에서 나는 더 이상 슬프지가 않았다. 잃어버린 오른쪽 가슴 대신, 이젠 균형이 제법 맞는 뜨거운 가슴이 생겼으니까.

침대에 누운 나의 귓가에 사이렌 소리가 들려온다. 그리고 그보다 좀 더 웅장한 소리로 큰애의 목소리가 오버랩돼온다.

아이의 낯설었던 세계가 어느새 고향처럼 친근하다. 아이가 없는 곳에서 엄마라는 책의 버튼이 눌리고 반복 재생이 펼쳐지는 듯하다. 균형을 잃었던 나의 가슴에 평화가 찾아온다.

'이제 너의 작은 세계에 엄마가 들어가 우주가 되어줄게.'

3장

이 또한 지나가리라

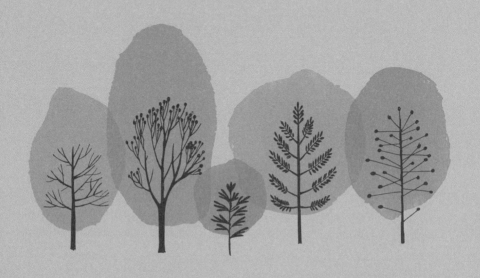

소녀, 다시 세상으로 도전하다

서은아(가명)

"엄마, 오늘 너무 힘든데 태권도 안 가면 안 돼?"

"힘들어도 가야지. 승급이 그렇게 쉬워? 암튼 정신력이 문제야. 정 힘들면 그냥 앉아 있더라도 가!"

초등학교 3학년 딸이 며칠 남지 않은 태권도 단증 승급심사로 주말도 없이 계속되는 훈련에 지쳐 꾀를 부린다고 생각했다. 며칠 사이 기운도 없고 수척해 보이긴 했지만 버릇이 될까 단호하게 보냈는데….

하지만 그날 내 행동이 이제껏 살면서 가장 후회되고 시간이 지나도 잊혀지기는커녕 문득문득 생생하게 떠올라 심장을 죄어 오는 일이 될 줄 몰랐다.

그날 밤 딸은 자면서 땀을 흠뻑 내더니 코피를 쏟고 며칠 전 목 언저리에 있던 혹이 다시 불거져 있었다. 심상치 않아 동네 이비인후과 말고 더 큰 병원에 가야겠다는 생각을 하고 다시 중형병원을 찾았다. 그런데 초음파와 피검사를 마치고 정말 느닷없는 날벼락이 떨어졌다. 영화에서나 들을 법한 대사였다.

"혈액암이 의심됩니다. 더 큰 병원으로 가보세요."

설마 아니겠지. 그저 해프닝으로 끝날 것이라 확신하고 택시를 잡아 ○○대 어린이병원으로 가는데 딸의 말이 아직도 생생하다.

"와! 다행이다. 걷기 힘들었는데 택시 타서 너무 좋다."

그제야 창백하기 그지없는 어린 딸의 얼굴이 보였다. 걷기도 힘든 딸을 버스에서 내려 늦는다며 빨리 걸으라고 다그친 나인데 자책으로 온몸이 떨려왔다. 뭔가 착오려니 마음을 다시 잡았지만 요행은 일어나지 않았다.

응급실에서 다시 피검사를 하고 담당 의사 선생님도 만나기 전에 다급하게 수혈을 해야 할 만큼 딸의 상태는 시각을 다투고 있었던 것이다. 그렇게 입원과 골수검사에 이어 급성 림프모구 백혈병 진단이 내려졌고, 하루도 미루기 힘들다며 그날 오후부터 항암이 시작되었다.

단 1%의 희망이라도 그 1% 안에 들면 된다며 마음을 굳게 먹었지만 힘들어하는 아이 대신 아파줄 수 없기에 아이 앞에서는 강하지만 늦은 밤 깜깜한 계단 아래 멍으로 꽉 막힌 답답한 마음 풀 길 없어 눈물로 가슴을 쳤다.

항암으로 일분일초도 꿈쩍하지 않을 것 같은, 길기만 한 시간 뭣 모르는 꼬맹이들은 아픔도 뒤로하고 병실 복도에서 들리는 까르르 웃음소리에 잠시 미소 짓게 하지만, 초등학교 4학년 진급을 며칠 앞두고 있던 딸은 여전히 이 상황이 이해하기 힘든 듯 말을 잃었다.

"엄마, 또."

"이제 읽을 책이 없어."

"엄마가 가서 빌려 와. 많이 빌려 와."

하루 종일 누워 있는 딸이 심심할까 읽어주던 동화책인데 어느 순간 딸은 동화책 얘기에 빠져 순식간에 바뀐 현실을 잠시 잊는 듯했다. 그러나 동화책 얘기가 끝나는 순간 다시 현실을 못 견디며 밤낮없이 책을 찾았다.

안쓰러운 마음도 잠시, 이렇게 피하기만 하면 안 되겠다 싶어 책 읽기를 중단하고 아이와 함께 현실과 마주 섰다. 왜 여기 있는지 알고 싶지도, 받아들이기도 싫어 회피만 하는 딸에게 백혈병이란 병과 앞으로 닥칠 일에 대해 설명해주었다. 하지만 듣지 않고 때를 부리기 시작했다.

"집에 가자. 집에 가고 싶어. 나 집에 가면 하나도 안 아플 것 같

아. 병원에 있으니까 더 아프게만 하잖아. 엄마 바보야? 당장 집에 가자!"

"아니! 치료받아야 해. 감기처럼 그냥 낫는 병이 아니야. 치료 안 받으면…"

"죽는다고? 나 안 죽어. 절대로 안 죽을 거야. 그러니까 집에 가자! 엉엉엉."

통곡하고 우는 딸 앞에 나도 우리가 왜 여기 있어야 하는지 이해가 안 되는데 더는 설득할 자신이 없었다. 그저 엉엉 우는 아이를 안고 같이 우는 수밖에….

그렇게 병실 안을 온통 울음바다로 만들어버린 후 딸은 다행히 현실을 받아들이기 시작했다.

머리가 조금씩 빠지더니 한 움큼 후드득 떨어진 날 딸은 태연한 척 말했다.

"엄마, 오늘 수치 얼마야? 아직도 머리 밀면 안 돼?"

"응, 아직 수치가 안 좋아. 조금 더 오르면 엄마가 머리 밀어도 되냐고 물어볼게."

그러나 정작 수치가 올라 머리를 밀던 날 딸의 눈이 충혈되더니 눈물이 뚝뚝 떨어지고 딸의 휴대전화 검색은 온통 가발과 항암 모자였다. 나는 그날도 기어이 이겨내지 못하고 다시 계단 밑으로 내려가야 했다.

하루가 열흘처럼 길고 매 순간 힘들었던 항암도 시간이 지나자 조금씩 적응이 되어갔다. 항암으로 늘 울렁거리고 구토하고 주사액에 씌운 검은 봉지를 연상시키는 마트의 검은 비닐만 봐도 구토하지만 딸이 병원학교를 가기 시작하면서 다행히 조금씩 활기를 되찾아 갔다. 더구나 외래로 유지치료 다니는, 같은 아픔을 공유한 또래 친구가 생기면서 딸은 급속도로 안정을 되찾았다.

"오늘 외래야? 응, 이따 학교에서 봐!"

그렇게 딸이 다시 밝아지자 제아무리 힘든 항암도 이대로라면 아무 탈 없이 잘 끝내고 곧 완치할 수 있을 것이란 희망이 막 솟아났다.

그러나 한동안 웃음을 되찾자 암은 다시 심술을 부리기 시작했다. 하루아침에 수치가 곤두박질쳐 수혈을 하는 상황이 오고 설상가상 산소포화도가 떨어져 기계는 쉴 틈 없이 삑삑 경고음을 울렸다.

"엄마, 숨이 차. 가슴이 너무 아파!"

급하게 1인실로 옮겨진 딸은 산소를 달고도 숨이 차 눕지도 못한 채 꼬박 밤을 새우고 상태도 급격히 나빠지기 시작했다.

"결과가 나왔는데…. 폐혈증이에요. 지금 중환자실 내려가야 하는데 자리가 없어서 예약 걸었어요. 만약을 위해 여기 고용량 산소 준비해뒀습니다."

애써 참던 눈물샘이 터져 펑펑 흐르고 부들부들 떨려왔다. 항암보다 무섭다는 항암 부작용이었다.

며칠 전, 또 며칠 전에도 폐렴과 합병증으로 하늘로 먼저 간 옆 침상 아이 생각이 하루 종일 아직 잠결에도 떠나지 않고 마음이 아픈데 이젠 그 무서운 일이 내 딸에게 닥친 것이다. 머릿속이 하얘지고 서 있기조차 힘들다. 남편도 놀라 달려오고 곧이어 중환자실 호출로 아이는 잔뜩 겁에 질렸다.

엄마 없이 중환자실은 무섭다며 내 손을 놓지 않으려는 아픈 딸의 손아귀 힘이 어찌나 센지 딸의 두려움이 고스란히 느껴져 와르르 무너진 절망에 숨이 막혀 혼미해졌다. 정신 차리고 들어간 면회 시간, 하도 우는 통에 재운 가여운 내 딸 많이 컸다고 생각했는데 지금 딸은 막 태어난 갓난아기 모습이다. 더 고이고이 소중하게 키워야 했는데 모두 내 탓 같아 마음이 다시 무너져 내렸다.

연이어 의사 선생님의 희망보다 더 큰 절망적인 얘기에 머리가 돌처럼 굳어버리고 심장은 며칠 동안 쉬지 않고 미친 듯 요동쳤다. 내가 할 수 있는 건 그 어딘가에 있을 모든 신에게 내 기도가 닿기를 빌고 또 비는 일이 전부였다.

며칠 뒤 면회 시간, 딸이 편해 보인다 싶었는데 "이번에 바꾼 항생제에 반응을 보여 호전되고 있어요"라는 간호사 선생님의 그 말에 눈물이 왈칵 쏟아지며 머리에서 발끝까지 따스한 안도감이 내리더니 그동안 한숨도 못 자고 버티던 내가 맥을 놓은 모양이었다.

깨어나 재차 꿈이 아닌 것을 확인하고 그저 살아 있다는 것 외에 더 이상의 바람은 사치처럼 느껴졌다.

죽음의 고비를 넘긴 뒤 딸과 나는 단단해졌다. 독한 항암에 혀와 입안은 물론 식도까지 궤양으로 점막이 헐어 마약성 진통제까지 써야 했지만 나는 꾸역꾸역 밥을 먹이고 딸은 고통을 참아내며 먹어주었다.

간수치가 높아 황달이 오고 골다공증과 다리근육 여기저기 원인 모를 혹과 통증에 설 수도 없어 온갖 검사와 시술에 지쳐 딸은 비쩍 말라갔다. 20킬로그램도 채 되지 않는 딸인데 나는 떨어진 체력으로 딸을 들지 못해 몸무게를 못 재고 수저앉기를 여러 번, 그러나 엄마라서 악 지르며 일어났다. 그렇게 우린 희망을 딛고 계속 다시 일어나 이겨냈다.

그렇게 두어 달 집중치료를 마치고 퇴원이 결정되었다. 그동안 걱정으로 애만 태웠을 남편과 예고 없는 충격에 의젓해진 큰딸 울먹이며 작은누나를 걱정하던 막내아들, 그리고 누구보다 힘든 시간 잘 버텨준 기특한 둘째 딸까지 큰일을 겪고 다시 모인 우리 가족은 이 순간이 세상 무엇보다 감사한 일이라는 것을 깨달았다.

항암병동 그곳 그 누군가는 안타깝지만 이 순간을 영혼을 팔아서라도 되찾고 싶은 이들이 있다는 것을 알기 때문이다.

그 이후로 딸은 완전유지 치료 기간을 잘 버티고 2018년 2월 29일 치료종결 판정을 받았다. 그러나 기쁨도 잠시 사람은, 아니 나는 참 이기적인가 보다. 딸이 살아만 있어준다면 더 이상 바랄 게 없었는데 딸이 이제 곧 세상으로 나가야 하는 시간이 다가오자 항암으로 성장이 멈춰 또래보다 한참 작은 키, 유지치료 도중 다시 빠져버린 머리, 골다공증과 약해진 몸, 따라가기 버거운 학업, 늘 꼬리표가 따라다닐 미래가 딸을 힘들게 할까 두렵다.

그러나 그런 고비마다 기억했으면 좋겠다. 딸은 독한 암을 이긴 승자이며, 아픔으로 배운 행복의 근원을 마음에 담아 언제까지라도 변함없이 사랑하고 끝까지 옆에서 응원을 멈추지 않을 가족이란 용기로 내일을 희망으로 맞이하길 바라본다.

언제나 웃고 다니는 배불뚝이

장연주(가명)

'웃고 다니는 배불뚝이', 이게 암병동에서 나의 별명이다. 웬 만삭의 임산부가 환자복을 입고 웃고 나닌다는 소문이 돌았고, 모두가 궁금해했었다. 세상에서 내가 가장 행복한 사람이라고 생각하며 지낼 때 나에게 불행이 찾아왔다.

2015년 내 나이 32세, 첫째 아들이 18개월, 배 속의 딸이 7개월일 때 유방암 판정을 받았다. 가슴에서 피가 나서 대학병원에 갔더니 임신성 유선염이라고 했다. 살려고 그랬는지 불안한 마음에 개인병원에 가서 다시 검사했더니 왼쪽 가슴에 1센티미터로 보이는 암 덩어리가 보인다고 했다.

둘째 출산 준비를 하던 중에 정말 날벼락을 맞은 것 같았다. 암이라는 게 뭔지도 모르겠고 무섭기만 한데 배 속에 딸아이가 있으니 앞이 깜깜하고 정신이 혼미해지는 걸 느꼈다. 하지만 울고만 있을 수는 없었다. 어린아이가 있는 엄마니까. 그리고 배 속에 새 생명이 자라고 있으니 울지 않겠다고 다짐했다.

임산부의 몸으로 병원에 다니는 것도 힘들었지만, 검사는 더욱 어려웠다. 사실상 할 수 있는 검사도 한정되어 있었다. 몇 가지 검사만으로도 결과는 점점 더 안 좋아졌다. 1센티미터로 보인다던 암 덩어리가 6센티미터 이상으로 나오고, 임파선 전이도 되었단다.

만삭이라 MRI를 찍을 수 없으니 가슴을 최대한 도려내는 방법으로 전절제를 하겠다는 답변도 들었다. 가슴을 최대한 도려낸다니 무슨 말인가? MRI를 찍겠다고 울부짖었지만, 서울의 모든 큰 병원들이 안 된다고 했다. 그래도 포기하지 않고 제발 찍게 해달라고 얼마나 울었는지 모른다. 그렇게 임신 8개월에 딱딱한 기계에 만삭의 배를 깔고 40분 넘게 MRI를 찍었다. 더는 견딜 수 없어서 포기하려고 비상벨을 누르려고 하는 찰나에 검사가 끝났다.

그렇게 임신 34주에 왼쪽 가슴을 잃었다. 임파선 27개를 뗐고, 3개가 전이되었다며 나머지 검사는 출산 후 하기로 했다. 수술하고 엉덩이 진통제 3대 맞은 것으로 모든 고통을 참아야 했다. 배 속의 아기를 위해. 아기에게 이미 큰 고통을 주었기에 슬픔까지 주지 않고 빨리 회복하겠다면서 팔을 흔들며, 그리고 웃으며 병동을 돌아다녔다. 운동을 한다면서.

겉으로는 멀쩡해 보이고 며칠 동안 주사 한 대 안 맞는 임산부 환자, 매일 웃고 다니는 젊은 환자가 모두 궁금했나 보다. '웃고 다니는 배불뚝이' 이리 오라며 휴게실에 불려갔고, 전절제했다는 사실에 다른 환자들이 놀라던 모습이 생각난다. 그리고 3주 뒤 딸아이를 출산했다. 다행히 건강하게 예쁘게 태어났다. 하지만 초유 한 방울 먹이지 못하고, 산후조리 기간에 여러 가지 검사를 하며 항암 준비를 했다.

출산 후 치아 보호를 위해 찬 음식도 못 먹게 하는데 나는 구내염 방지를 위해 치아 스케일링도 하고, 항암을 위해 포트 심는 수술도 했다. 또 PET-CT를 찍고 아기 곁에 갈 수 없어 동네 카페에 앉아서 밤까지 울기도 했었다. 항암은 ac 4번, 탁셀 12번 총 16번을 하기로 했다. 너무 무섭고 겁이 났지만 배 속의 아기도 견뎠으니, 그동안 잘 이겨냈으니 문제없다고 파이팅을 외쳤다. 그렇게 힘든 항암 산도 웃으면서 견뎠다. 실제로 그날그날 쓴 일기에, 그리고 사진에 나는 웃고 있었다.

[드디어 항암 시작] 시작이 반이라잖아. 잘했어! 넌 최고야.

이깟 항암 별거 아니잖아.

[두 번째 항암]	벌써 3주가 지난 건가? 이 속도면 금방 끝나겠네.
	여전히 난 살아 있고 이기고 있어. 힘내자!
[세 번째 항암]	술 마신 것 같아. 술병 나도 토하고 어지럽고 이렇게
	힘들잖아. 별거 아니네.
[일곱 번째 항암]	앗싸, 이제 열 손가락도 안 남았네. 잘하고 있어. 파이팅!

어쩌나 밝게 웃고 다녔는지 주변에 내가 아픈 걸 아는 사람이 한 명도 없었다. 딱 가족들만 알았을 뿐, 친척들도 몰랐다. 아이 어린이집에도, 이웃들에게도 아프다는 걸 숨기며 외롭게 홀로 싸웠다. 지금 생각해보면 참 바보 같다. 아픈 게 내 죄도 아니고, 부끄러운 것도 아닌데 뭘 그렇게 꼭꼭 숨기느라 애썼는지. 아프다고 울기도 하고 위로도 받을걸 하고 후회가 된다. 초인적인 힘을 내며 치료를 받았던 것 같다. 이제 말이 트여 엄마 찾는 아들과 갓 태어난 핏덩이를 떼어놓고 치료를 받으며 강해져야만 했다.

지금도 안쓰럽고 짠한 내 아이들을 절대 엄마 없는 아이들로 만들지 않겠다며, 꼭 이겨내겠다며 이를 악물고 또 악물고 그렇게 항암 산도, 18번의 호르몬 치료도 끝냈다.

유방암이 힘든 게 여성의 상징인 가슴을 잃고 항암으로 머리카락과 눈썹까지 모두 잃게 되니 여자로서 자존감이 떨어지는 것이었다. 심지어 출산 후 바로 항암을 했더니 만삭의 배가 꺼지지도 않았다. 거울을 보면 사람이 아닌 몬스터가 있는 것 같았다.

그래도 좌절하지 않고 "꼭 이겨내서 예뻐지자" 하고 외쳤다. 신혼이라면 신혼인데 이렇게 살 수는 없으니까 일단 치료부터 끝내자고 스스로 밤마다 다독였다.

벌써 3년 전의 일이다. 그사이 가슴도 복원했다. 머리도 자라서 단발이 되었고 운동도 열심히 해서 살도 뺐다. '엄마'밖에 말할 줄 몰랐던 아들은 여섯 살이 되었고, 배 속에 있던 핏덩이 딸은 네 살이 되어서 예쁜 짓을 참 많이 한다.

여전히 먹는 약의 부작용으로 관절염을 앓고 있고 면역성이 약해서 자주 아프지만, 아이들의 곁에서 엄마 노릇 할 수 있어서 행복하다. 포기하지 않고 잘 견뎌준 나 자신이 대견하고 자랑스럽고.

암은 평생 친구처럼 함께 간다지. 그러니 스스로 나를 소중히 여기고 관리하면서 살련다. 말도 못 하는 고생을 했지만 그만큼 새로 얻은 삶이, 하루하루가 얼마나 소중하고 행복한지 모른다. 못 할 일도, 두려울 것도 없다. 우리 가족 똘똘 뭉쳐서 더 많이 사랑하며 살고 있다.

끝나지 않을 것 같던 고통의 순간이 지나가고 일상생활을 하고 있어요. "이 또한 지나가리라"라는 말이 틀리지 않나 봐요. 포기하지 말고 꼭 이겨내세요. 웃을 날이 올 거예요.

아빠가 미안해

최준석(가명)

"아빠, 오늘 COEX에서 일본 회사 면접 보고 왔어요. 꼭 합격해 이제부터는 아빠를 대신하는 우리 집 든든한 가장이 될게요."

만 21세 준영이는 군대 면제를 받았다. 인하공업전문대학을 졸업하고 한국산업기술대학교 메카트로닉스공학과에 3학년으로 편입했으나, 공부를 계속할 수 없었다. 합격했을 때 원하는 공부를 한다고 좋아했지만, 지난 2월 피를 토해 응급실에 갔다가 바로 격리되었다. 결핵이라고 했다. 2주간 1인실에서 치료를 받으면서 6개월 이상 투약한다고 하여 대학 공부를 포기했다. 2012년 완치 판정을 받았지만 면역력이 약한 준영이는 많은 병에 노출되어 있다.

가족을 부양하기 위해 취업 전선에 뛰어들었다. 면접을 보는 대부분 회사에서 군대를 마쳤는지 물었다. 백혈병으로 면제받았다고 하면 얼굴색이 달라진다고 한다. 발병한 지 9년이 지났으니 정상이나 다름없다. 무슨 일이든지 열심히 할 열정도 있다. 그런데 사회는 편견이 심했다. 남자이기 때문에 군대 여부를 입사지원서에 기재해야 하고, 거짓말을 하지 않는 이상 투병생활을 밝힐 수밖에 없다. 죽음의 문턱에서도 꿋꿋한 의지로 병마를 이겨냈다. 그 정도의 의지와 노력이면 누구보다 열심히 일할 수 있다.

준영이는 냉정한 사회에 실망하지 않았다. 한국폴리텍대학의 기계과 1년 단기과정에 입학했다. 기술을 배우면서 컴퓨터응용밀링기능사, 기계설계산업기사 자격증도 취득했다. 투병으로 인해 잃어버린 청춘이지만, 결코 포기하지 않고 최고의 로봇 기술자가 되기 위해 일본 취업을 준비하고 있다.

준영이 누나 '잔다르크'의 죽음

준영이보다 열한 살 많은 누나가 있었다. 세례명이 '잔다르크'다. 준영이가 18개월 젖먹이 때 누나는 급성골수성 백혈병이 발병했다. 누나는 여의도 ○○병원에 입원했다. 아내는 병원에서 간병하고, 나는 딸의 혈소판을 구하러 백방으로 뛰어다녀야 했다. 우리나라에서 처음으로 자가조혈모세포 이식수술을 했던 딸이다. AB형인 딸은 무균실에서 나올 때까지 38명의 청년들의 도움을 받았다. 그때만 해도 혈소판을 직접 채혈해야 했다.

젖먹이 준영이를 돌볼 곳이 없어 시골 부모님에게 맡겼다. 준영이는 누나가 투병하던 5년간 시골에서 농부의 손자가 되어갔다. 그러던 누나가 2003년 설날 하늘나라로 떠났다. 잔다르크가 하늘나라로 떠나면서 준영이는 엄마의 품에 돌아올 수 있었다.

초등학교 2학년 담임선생님이 아내를 호출했다.

"어머님, 어떻게 된 겁니까? 준영이가 한글을 전혀 모릅니다. 가족 모두 정신과에 가서서 진단을 받아 제출하기 바랍니다."

아내는 선생님 앞에서 펑펑 울었다. 그렇다. 준영이는 유치원에 다닌 적이 없었다. 누나 때문에 시골에서 생활하느라 한글을 배우지 못했다.

준영이가 학교에 입학하자 아내는 학교에서 살았다. 교실을 청소하고, 화분을 가꾸고, 아이들 간식을 제공했다. 수업을 마치면 준영이가 하고 싶은 학원에 보냈다. 바이올린·검도·바둑·골프 학원을 다녔다. 그러고 보니 공부하는 학원은 다니질 못했다.

임주영 선생님은 준영이를 자신에게 맡기고 부모님들이 협조해 달라고 했다. 학교 수업을 마치면 매일 1~2시간 남아서 한글 공부를 했다. 방학에도 선생님은 어린 딸을 데리고 학교에 나와 준영이를 지도했다. 준영이를 책임지기 위해 3학년 담임도 자청하셨다. 임주영 선생님은 한 아이를 제대로 가르치기 위한 진정한 스승님이셨다.

준영이 너마저… 하늘이 무너지다

2009년 봄, 준영이가 무릎이 아프다고 했다. 병원에서는 성장통이라고 약을 주었다. 5월 31일, 아픔을 참지 못하는 아들을 데리고 순천향병원 응급실에 갔다. 다양한 검사를 하더니 의사가 조용히 불렀다.

"급성 림프구성 백혈병입니다. S병원, Y병원, H병원 원하시는 곳으로 소견서 써드리겠습니다."

아내는 그 자리에 쓰러졌다. ○○병원이 집에서 가까운데 갈 수 없었다. 준영이 누나가 치료받던 곳이라 의사 선생님들과 간호사 선생님, 수녀님들을 전부 알고 있다. 차마 막내마저 백혈병에 걸렸다고 할 용기가 나지 않았다.

○○대학병원 어린이 병동에 입원했다. 준영이는 누나와 똑같은 나이에 똑같은 병이 발병했다. 그 병이 무서운 줄 알기에 더욱 겁이 났다. 누나가 치료 과정에 하늘나라로 가서 환자인 준영이도, 보호자인 아내도 힘들어했다. 부천에서 ○○대학병원까지 통원치료에 지쳐갔다.

1차 관해를 마치고 공고치료를 하면서 ○○대학병원으로 이송해주었다. 치료받는 항암제 거부반응이 나타났다. 강남에 있는 한국회귀약품센터에서 비급여 수입약품인 온캐스파(백혈병 치료제)를 사 와 주사했다. 환율 급등으로 1회 투여에 200만 원이 넘었다. 때로는 수입이 안 되어 엘아스파(백혈병 치료제)로 대신 치료했다.

3개월마다 실시하는 척수검사와 골수검사는 견딜 수 없는 고통이었다. 면역력이 약해 여러 합병증에 시달리고, 독한 항암제에 구토는 일상이었다. 병원 음식을 먹지 못해 외부 음식을 사서 날랐다. 삼대독자 준영이를 끔찍이 아끼셨던 아버지는 손주 둘 다 백혈병에 걸린 충격에 앓다가 돌아가셨다. 아내 역시 심신이 지쳐 눈이 급격히 나빠졌다.

이모삼천지교

1차 관해 치료 후 병원에서 가까운 인천으로 이사를 갔다. 친구들에게 알리고 싶지 않아 했다. 격려와 위로보다는 놀림의 대상이 되기 때문이다. 아직 어린아이들이다. 머리가 빠지고 마스크를 쓴 준영이를 보면 신기할 것이다. 기침이나 신종플루처럼 전염된다고 생각할 수 있다. 한창 사춘기에 접어든 친구들을 탓할 수는 없었다.

준영이는 학교생활에 적응하지 못했다. 입원과 통원이 반복되면서 아내도 힘들어했다. 결국 중환자실에 입원하면서 병원학교에 입학했다. 하루 1시간 국어, 영어, 수학 등 중요과목을 병원에서 수업했다. 퇴원하면 인터넷으로 대신 수업했다. 그렇게 인생의 가장 중요한 중학교 생활을 집과 병원에서 보냈다.

2012년 11월 3년간의 치료종결 판정을 받았다. 고등학교 입학을 해야 하는데 고민이 많았다. 수시로 병원에 입원해야 하고 3년간 공부를 하지 못했는데 친구들을 따라갈 수 있을지 걱정이 되었다. 준영이에게 특성화고 입학을 제안했다. 준영이는 로봇을 배우고 싶다고 했다. 아픈 누나 때문에 시골에 있을 때 변신로봇이 친구였다. 준영이가 아파서 병원에 있을 때는 고통을 잊기 위해 건담 조립에 매진했었다. 그래서 로봇이 좋은가 했다. 그런데 아니었다. 준영이는 로봇 기술자가 되고 싶다고 했다. 마이크로로봇을 개발해서 혈관을 통해 들어가 암세포를 죽이는 로봇을 만들고 싶다고 했다.

서울에 한국로봇고등학교가 있다. 보내고 싶었지만 병원과 거리가 너무 멀었다. 다행히 부평공고에 로보테크과가 있었다. 그래서 고등학교 인근으로 이사했다. 준영이를 위해 병원을 3번 옮겼고, 집을 3번 이사했다. 그야말로 이모삼천지교(李母三遷之敎)다. 갈 길은 멀지만 한발 한발 보통사람으로 살아남는 길을 걷고 있다.

꿈을 포기하지 말자

일반계 고등학교와 달리 특성화고는 야간자율학습을 하지 않는다. 오후 4시면 수업을 마친다. 그렇지만 특성화고도 준영이에게는 벅찬 모양이었다. 자존심 때문에 체육 수업을 온전히 활동하고 마치면 집에 와 끙끙 앓았다. 이튿날 오후에 병원을 다녀오기 위해 조퇴를 해야 했다. 아내의 눈은 더욱 나빠져서 시각장애 4급 판정을 받았다.

아내는 다니던 직장을 그만두었다. 준영이 뒷바라지가 중요하다는 판단이었다. 큰 기대는 안 하지만 보통사람처럼 살 수 없을까? 준영이와 매일 학교에 등교했다. 인근 갈산도서관에서 책을 보다가 하교 시간에 데려왔다. 남는 시간에 학부모운영위원, 학교폭력예방위원, 급식위원 등도 맡아 학교에 머무르는 시간을 늘렸다. 자연스럽게 학교 내에서 준영이를 지켜볼 수 있었다.

준영이는 1학년 때 ○○대학병원 통원치료를 하느라 병결 2회와 조퇴 13회를 했다. 하지만 학년이 올라가면서 학교생활에 적응했다. 친구들을 집에 데려오기도 하고, 교내 장학퀴즈 대회에서 1등도 했다. 과목별 1등을 하는 과목들이 늘어났다. 과학에 흥미를 가져 고등학교 재학 기간 중 교내경시대회에서 1등 4개, 2등 1개, 3등 1개의 상을 받았다.

교외 활동도 착실히 했다. 흡연예방 수기로 인천북부교육청 교육장 상, 숲 가꾸기 수기로 유한킴벌리 사장 상, 지역관광 개발 제안으로 영광군 군수 상을 받았다. 가장 기쁜 일은 졸업식에서 품행이 단정하고 타의 모범이 되는 최고상인 '인천광역시 교육감 상'을 받은 것이었다.

어려운 교육 여건 중에서도 굴하지 않고 열심히 노력하는 준영이를 지켜본 많은 분의 배려라고 생각한다. 로봇 과학자가 되겠다는 꿈을 저버리지 않고 도전한 결과라 믿는다. 화려하지는 않지만 정상인으로서 뚜벅뚜벅 무소의 뿔처럼 앞으로 나갔다. 나는 힘들게 도전하는 준영이를 지켜볼 수밖에 없었다.

희망을 잃지 말자

로봇 기술자가 되기 위해 한발 두발 다가서는 노력하기 시작했다. ITQ정보기술 자격을 취득하고, 전자CAD기능사, 공유압기능사, 생산자동화기능사를 취득했다. 고등학교 졸업 후 인하공업전문대학에 입학해 기술자로서 실력을 늘려갔다.

인하공업전문대학 졸업과 동시에 한국산업기술대학교 메카트로닉스공학과에 편입했으나, 결핵에 걸려 9개월간 치료를 하느라 학교를 포기해야 했다.

준영이는 4년제 대학은 포기했으나, 공부를 포기하지는 않았다. 한국폴리텍대학 기계과 하이테크 과정에 입학해 기술을 익히고 있다. 실기 능력을 키운 덕분에 기계설계산업기사, 컴퓨터응·용밀링기능사 자격증을 취득했다. 더 나아가 일본 취업을 위해 해외

취업박람회를 찾아다닌다. 경기일자리본부의 추천으로 일본의
설계회사에 이력서도 넣었다.

더불어 사는 세상

아내는 한국백혈병소아암협회 ○○대학병원 부모회 부회장을
맡고 있다. 눈이 보이지 않아 준영이가 보조 역할을 한다. 환우들
생일잔치, 치료종결 잔치, 송년회에서 준영이가 사회를 본다. 매번
참석해 행사장 지원을 했다. 그뿐만 아니라 준영이는 용돈을 절약
해 매월 정기 후원을 해오고 있다.

유니세프(UNICEF)에도 정기 후원하고 있다. TV를 보다가 아프
리카 아이들의 불우한 환경을 보고 1구좌 후원을 결정했다고 한
다. 나와 아내도 준영이를 본받고자 한국백혈병소아암협회에 1구
좌씩 정기 후원하고 있다.

고등학교 2학년 때는 환경부장을 맡아 매일 쓰레기를 치웠다.
아무도 하기 싫은 쓰레기 치우는 일을 자발적으로 지원했다. 몸
이 성한 학생도 힘든 봉사를 준영이는 교실 3층에서 운동장 귀퉁
이까지 다녔다. 그만두라는 아내의 말에 운동이 많이 된다고 웃
었다.

준영이의 아름다운 이야기로 삼성행복대상을 받았다. UN특별
보고관으로 계신 성균관대학교 이○○ 교수님과 삼성재단 과장님

이 직접 우리 집에 심사하러 오셨다. 2014년 11월 삼성본관에서 사장단 및 200여 명 하객 앞에서 서울대학교 정○○ 교수, 백○○ 교수와 함께 자랑스러운 상을 받았다.

끝없는 사랑

아내가 준영이 일기장을 가져와 보여준다.

"엄마, 미안해요. 저 때문에 고생시켜서…. 내가 다시 태어나면 엄마의 엄마로 태어나서 지금보다 곱절로 사랑해드릴게요."

나와 아내는 일기장을 읽으며 하염없이 울었다.

기적이 일어나리라

최종애

    2017년 10월. 등통이 매우 심해 C의원과 J의원, 건강보험공단에서 검진을 받았다. 위축성 위염에 기인한 것으로 진단이 나오고, 이에 따라 Y한의원에서 중장기 프로그램을 처방받아 한약을 복용하는 등 치료에 힘썼다. 그래도 심한 통증이 지속되어 C의원에서 재검한 결과 종양수치가 매우 높게 나왔다 하여 의견서를 발급받아 C대학병원으로 달려갔다. 그랬더니 당일로 입원해 검사에 들어갔다. 일주일 동안 연일 금식하고 MRI와 CT, 혈액검사를 받았다.

    2017년 12월 4일. 최종 내시경과 조직검사를 받았다. 조직검사는 간단한 절차인 줄 알았는데 해머로 내려치는 것 같은 아픔에 몸부림치고 비명을 질렀다.

"마취가 풀렸나 봐" 하는 긴장된 목소리와 함께 "움직이지 마세요!" 하는 외마디 소리가 들려왔다.

병명이 췌장암이라는 판정이 나왔다. 전이가 없으므로 암 절제수술을 한다고 했다. 췌장 전체와 이에 연결된 혈관과 십이지장 전체를 제거한다고 했다. 그러나 개복하고 보니 이미 간장에 작은 전이들이 있다고 하여 암 절제수술은 포기하고 열었다가 그냥 덮어야 하는 재앙을 만나게 되었다.

입원과 퇴원이 반복되고, 개복수술과 심장시술, 항암 부작용의 고통과 싸우면서 지낸 시간들이 어느새 어언 1년의 세월이 흘렀다. 그동안 24회의 항암 치료를 거쳐오면서 췌두의 암 덩어리는 모습이 사라져서 찾을 수 없고 2,576까지 올랐던 암수치도 97.44로 떨어졌다. 몸무게는 6킬로그램이나 빠졌다가 지금은 회복되어 항암 초기 체중보다 더 높아졌다. 단백질 섭취를 많이 해서 그런지 근육도 늘어나고, 물렁물렁하던 다리도 이제 더 단단해지는 것 같다.

노트 장을 넘기다가 메모 한 줄이 눈에 들어왔다. 암 선고 당시에 적은 것 같다.

'2017년 12월 5일 새벽 4시. 3시에 잠이 깨었다. 지금 이 시간이 믿어지지 않는다. 종애는 강한 여자였는데, 그동안 너무 많은 힘겨운 상황과 싸우다가 이제 이겨내지 못하고 쓰러지고 말았다. 세상살이가 온통 고생으로 얼룩진 삶이었는데 이렇게 보람도 없이, 결실도 없이 허무하게 무너져 버리는구나 하는 생각이 들었다. 그래도 이 세상 살아가는 것 자신 있다고만 생각했었는데, 뜻밖에도 췌장에 암 덩어리가 자라고 있었다니 이 현실을 믿지 못하겠다. 받아들일 수밖에 없는 것인가. 하지만 엄연한 현실 앞에서 이제 남은 것은 병과 싸워 이겨야 하는 길뿐, 사랑하는 나의 가족 놓치고 싶지 않다. 하나님 아버지, 저 좀 살려주세요.'

2017년 12월 11일. 기도 속에 수술대 위에서 나는 잠이 들고, 어느 순간 깨어났을 때 수술복 입은 의료진들이 무언가 분주히 처치를 하고 있었다. 난 수술이 잘된 줄 알고 중환자실에 가기만을 기다리고 있는데, 왠지 분위기가 이상하고 몸은 대수술한 상태라기보다는 다소 가벼운 것 같다는 생각이 들었다.

그런데 갑자기 심장이 심하게 쿵쾅거리며 발작이 시작되고 멈추질 않았다. 의료진들이 매우 바쁘게 움직이고 긴장된 시간이 흘러가고 있었다. '살아났지만 심장박동 때문에 죽는구나!' 하는 생각이 들었다.

한참이 지나고 무언가 처치가 끝나 박동 소리가 줄어들고 나는 점차 안정을 찾을 수 있게 되었다. 곧 병실로 옮긴다고 했다. "왜 중환자실 안 가는 거죠?" 하고 물었더니, 의사 선생님은 안 가게 되었다며 "좋지요?" 하고 안심을 시켜주셨다. 그 순간 '전이됐구나!' 하는 생각으로 정신이 아찔했다.

아아! 나의 예감은 맞았다. 간에 전이가 된 것이 발견되어 정작 암 덩어리는 손도 못 댄 채 장기제거 수술을 포기하고 도로 덮었다는 것이다.

배에 30센티미터의 수술 자국, 그리고 좌절과 절망만 남기고 그날 췌두십이지장 수술 작업은 그렇게 맥없이 종료되었다. 아파서 움직일 수조차 없다. 이제 어떻게 하면 되는 거지? 눈앞이 캄캄했다. 이 병원에 온 지 불과 일주일 사이 내 몸은 난도질되고 너덜너덜하게 만신창이가 되어버렸다. 수술자리가 언제 다 아물며 암 치료는 언제나 시작하게 되는 것인지? 병마와의 싸움은 이제 시작이고 심한 통증과 변비와 식욕 부진과 불면증이 이어졌다.

얼굴은 나날이 수척해지고 머리는 허옇게 드러나 할망구가 되어가고 있다. 끝이 있는 걸까, 치료는 할 수 있는 걸까. 하나님께 살고 싶다고 소리쳐 보기도 하고, 나의 믿음이 부족한 것을 반성해 보기도 했다. 주위에서는 다 가망이 없어 하는 것도 내 눈엔 보이고. 물론 나도 알고 있는 일이니 그저 마음만 답답할 뿐이다.

개복수술을 한 뒤 3주일이 지나야 항암 치료를 시작한다고 하니 그동안 암세포가 증식되면 어쩌나 하고 걱정이 되었다. 춘천의 A요양병원에 입원해 대체치료를 받기로 했다.

개복수술 후 변비가 생기고 일주일이 지나도록 고통 속에 지내다가 부정맥과 함께 변비 고통이 심해 맥박이 170을 넘어가면서 요양병원에서는 종합병원에 가서 응급조치를 받아야 할 것 같다며, ○○대학병원까지 30킬로미터 정도 되는데 119를 불러서 갈 수 있다고 했다.

이 밤중에, 눈이 저렇게 많이 왔는데 산길을 어떻게 갈까 하는 생각이 들었다. 남편은 이런저런 생각할 겨를도 없이 119에 전화를 걸고 있었다. 병원에 도착하고, 응급실에서 의사 선생님의 진료를 받았다. 그리고 검사를 기다리며 대기하고 있는데 뜻밖에도 복부에서 신호가 왔다. 마음이 안정되어 그런 것 같기는 했지만 변비를 해결하니 언제 그랬느냐는 듯이 부정맥도 감쪽같이 사라졌다.

어찌 이렇게 간단히 해소될 수 있단 말인가 하고 의아한 생각이 들었지만, 부정맥도 변비도 이제 모두 해결되었으니 난 정말 살 것만 같았다. 요양병원으로 돌아가고자 택시를 탔다. 밤을 꼬박 새우고 이제 새벽이 다가오고 있다. 남편은 졸리지도 않은지 눈 덮인 산길을 내다보며 무언가 생각에 잠겨 있다. 내가 "여보, 메리크리스마스" 했더니, 빙그레 웃으며 말없이 내 손을 꼭 잡아주었다.

한동안 눈을 감고 기도를 했다. 기뻐하고 즐거워하라. 마음에 찬송이 있으면 기적이 일어나리라. 고난을 사용하시고 단련한 후에는 순금같이 은총이 내려오리. 부자도 가난한 사람도 누구나 100퍼센트 축복은 없다. 고통에는 신의 뜻이 숨어 있으니 멈추는 날 축복이 찾아온다. 고통 후에야 타인의 아픔을 함께할 수 있다. 의로운 고난은 축복의 전주곡인 것이다. 좋은 단어들을 무수히 되뇌며 주님께 기도를 했다.

2018년 1월 14일. 두 번째 항암주사를 맞는 날, 외래주사실에 종일토록 침대에 누워 여러 개의 링거주사를 맞고 저녁때가 되어서야 입원실을 나왔다. 후유! 잠시 소파에 앉으려는데 심장이 쿵쾅거리는 것을 느꼈다. 또다시 부정맥이 발작했다.

30분이 넘도록 의자에 앉아서 안정되기를 기다렸으나 부정맥은 멈추려 하지 않고 더욱더 심하게 요동을 쳤다. 휠체어에 실려 응급실로 옮겨지고, 곧 의료진이 둘러서서 무엇인가를 분주히 처리하고 나서야 발작이 멈추었다.

다음 날 부정맥 시술을 한다고 했다. 부정맥이 항암 치료에 장애가 되고 심장발작이 일어나면 죽을 것 같다는 생각이 들어 그 시술을 받아들이기로 했다. 심장을 건드리는 시술이기 때문에 겁이 나고 무서웠다. 간단한 시술이라고 했지만 다시 공포감이 몰려왔다.

내가 무슨 죄를 많이 지었나. 기력이 없고 자꾸 긴 한숨만 나왔다. 수술이 시작되니 가슴속을 전기선이 휘젓고 다니고, 나는 통증으로 비명을 질렀다. 30분이면 된다던 시술이 매우 오랜 시간 지연되는 것 같다. 수술진들이 컴퓨터 앞으로 둘러서서 한동안 무엇인가를 숙의했다. 떨리고 무섭고 통증의 고통에 시달리며 긴 시간을 기다렸다. '어쩌면 이렇게 끝날지도 모른다'는 생각이 들었다. '어차피 포기하게 되는 것이라면….'

자포자기의 생각도 스쳐갔다. 그렇게 2시간 여를 보내고 나서야 수술은 끝이 났다.

어느 날 남편이 북한산 계곡에 텐트를 설치해놓았다고 했다. 지인이 운영하는 냇가자리 방갈로 하나를 제공받아 텐트가 설치되어 있었다. 뜻밖에도 서울 가까운 곳에서 요양할 수 있게 되어 잘 되었다는 생각이 들었다.

낙락장송들이 꽉 들어찬 소나무 숲이었다. 피톤치드 향이 솔솔 느껴지는 것 같았다. 뒤로는 노고산 자락이 내려와 앉았고 발 앞에는 시냇물이 흘렀다. 눈앞에 북한산성이 병풍처럼 우뚝 자태를 드러내고 있었다.

여기서 자고 먹고 있으면 암세포가 모두 없어질 것 같다는 생각을 하면서 이런 자리를 마련하고자 힘써준 남편에게 고마운 생각이 들었다. C내과 원장님이 항암을 위해 삼림욕을 권장하셔서 그간 고향 선산을 수차례 다녀오고, 금강변 친구 농막과 강화도 남편 친구 농막을 오가며 휴양지를 물색해보았으나, 거리상 암 치료

일정을 맞추기가 어려워 장소 정하는 것이 매우 여의치가 않았는데 여기가 매우 적당한 것 같다는 생각이 들었다.

2018년 4월 23일. 그동안 4개월여 투약해오던 항암 치료가 내성이 생겼다고 했다. 3주 동안 쉬고 나서 항암 프로그램을 변경해 약물치료를 계속 진행한다고 했다.

연일 또 다른 항암 부작용의 고통이 나한테 끝없이 나타났다. 지금도 믿고 싶지 않지만 소설이나 영화에서 보았던 이런저런 현상들과 이 고난이 나에게 닥친 현실이라는 것, 나는 어느 순간 깨어나면 이러한 일들이 꿈이기를 바랐었다.

'분명 죄를 지었을 거다. 그러니까 이렇게 상상도 할 수 없는 고통을 주시는 것이다.'

가족들에게는 힘들게 해서 미안하고 가슴 아프지만, 난 가족이 옆에 있어 좋다는 생각을 했다. 요양병원에 다시 가는 생각도 해보았지만 가족이 그리워 못 살 것 같아서 결단을 내리지 못했다. 병들어가는 이 모습 보이고 싶지 않지만, 내 몸처럼 간호해주는 가족의 곁에 있고 싶고, 서로가 바라보면서 살면 더 생기가 날 것이라는 생각이 들었다.

거울 앞에서 가발을 벗고 털실 모자를 바꿔 쓰는데, 돌내기 유주가 놀란 듯이 쳐다본다. 나는 마치 도둑질이나 하다 들킨 것처럼 얼굴이 달아올랐다. 며칠 전 대조시장에 갔다가 길에 넘어져

가발이 저만치 나뒹굴고 상인들과 지나가는 사람들이 놀라 쳐다보던 그 눈길들이 떠올랐다. 유주가 꼬약꼬약 소리를 질렀다. 무슨 생각으로 저렇게 호통을 쳐대는 걸까.

껌뻑거리는 까만 눈동자가 너무 귀여워 "할미는 유주를 너무너무 사랑해요" 하고 꼬옥 안아주었다.

항암 후유증으로 머리가 모두 빠지고, 이제는 겉눈썹과 속눈썹까지 다 빠진다. 가죽과 뼈만 남은 얼굴에 눈썹도 다 빠지고 고통, 수치, 절망이 이어지는 날들이 연속된다. "할미가 오래 살아서 우리 유주 잘 보살펴줄게요" 하고 속삭여주었다. 유주가 까르르하고 해맑게 웃어준다.

지난 연말 췌장암 진단을 받고부터 이제까지 소화기내과에서 시작해 외과, 종양내과, 순환기내과, 내분비내과, 정형외과 이렇게 여섯 군데를 돌면서 수술과 치료, 진료, 검사를 받아오고 그야말로 병원 문을 내 집 드나들 듯이 했다.

이 병원 주차장 입구의 차단기에는 '여러분의 희망이 되어드리겠습니다'라고 쓰여 있다. 어느 날부턴가 저 글씨가 내 눈에 들어온다.

'단 한 사람의 생명도 소홀히 하지 않겠습니다.'

이 한마디에 무거운 마음이 위로가 된다는 것에 나 자신이 놀라웠다.

만일을 대비해 이제 하나씩 정리하는 시간! 예금통장과 신용카드, 보험가입 내역과 매월 견제할 내역을 정리해 작은딸 지영이에게 넘겨주었다. 아빠 옷가지들, 반찬과 잡곡밥 안치는 것, 세탁기와 냉장고 관리를 하나하나 설명해주었다. 반지와 액세서리들은 챙겨서 큰딸 유주 어멈에게 주었다.

베란다에 앉아서 지난날 아이들과 지내온 일들을 회상해보았다. 호산나 해수욕장, 을왕리 카페, 자연농원 놀이기구, 서귀포 연수원과 신혼여행 시절이 주마등처럼 머리를 스쳐갔다. 부겐베리아 꽃이 화사하다. 내가 병에 시달려 보살피지 못했는데 저렇듯 시들지 않고 혼자서 만개하니 대견하고, 암 투병에 지친 나에게 에너지를 주는 것 같은 느낌이 든다.

이파리가 다 떨어지고 가시만 뾰족뾰족 남아 있어 수명이 다한 줄 알았었다. 그런데 앙상한 가지 위에 새빨간 꽃잎들이 피어나 하늘하늘 나를 반기고 있다. 너는 장미, 진달래와 함께 미모가 으뜸이다. 가지에 난 가시는 가혹한 한 세월을 견딘 모습을 연상케 하면서도 하늘거리는 겉모습에 어울리지 않게 꽃잎은 종이처럼 빳빳하고 질겨서 바람에 날려 땅에 떨어져도 수개월이 지나도록 부패되거나 썩지 않는다. 외유내강의 부겐베리아, 너를 사랑하는 이유다.

항암의 고통의 시간들을 돌아보면 병원과 가족과 환자가 삼위

일체를 이루어 치료에 집중해 최대 효과를 거둘 수 있었다는 생각이 든다. 늘 산소 같은 맑은 미소로 기운이 솟게 해주시며 항암 프로그램을 잘 끝내주신 주치의 교수님과 진료 일정을 일일이 챙겨주시고 항암 부작용을 이겨내는 데 늘 가까이 서 있어 주셨던 임상 간호사 선생님의 고마움을 잊을 수 없을 것이다.

지영이가 암 투병에 관한 지식과 식생활 정보 등을 우리 식구 단체방에 톡으로 올리고, 식이요법과 생활방식을 메모해 식탁 위와 냉장고 문짝에 붙여 온 가족이 공유하고 단백질과 섬유질, 유산균, 비타민 섭취에 중점적인 식단관리를 챙겨주었다. 덕분에 나는 암 덩어리에 연연하거나 물리치려 애쓰지 않아도 잘 치유될 것이라는 믿음이 생기고, 오직 항암 프로그램에만 집중할 수 있었다는 생각이 든다.

남편은 날보고 태평해 보인다며 자기보다 더 오래 살 것 같다고 농담을 한다. 아름다운 이 세상에서 사랑하는 가족들과 진정 다시 행복하게 살고 싶다. 오래도록!

가을이 저물고 날씨도 쌀쌀해지니 남편은 북한산성 아래 설치했던 텐트를 철거했다. 캠프파이어라도 한번 해보고 싶었지만 한번도 사용하지 못하고 철거하니, 설치하고 철거하느라 고생만 한 남편에게 미안한 생각이 든다.

헛고생만 하게 해서 그이 보기가 미안하고 볼 낯이 없다. 사실이지 모기와 파리, 벌레들이 득실대는 그 재래식 변소가 무서워서 난 그곳에 가기가 싫었다. 그래서 한 번도 텐트를 사용하지 못하고 오늘 철수를 한 것이다.

그이는 내가 췌장암에 걸리자 직장도 그만두고, 내 곁에서 늘 함께해 주었다. 오직 간병에만 주력해주었으며, 가족의 배려와 희생, 종교적 선의 진면목을 가르쳐주었다.

가족들의 이런 정성이 나를 기어코 살아날 수 있게 해주었다는 생각을 해본다. 햇빛 가득한 낙원에서 우리 가족이 평화를 누릴 날들, 이제 저만치 다가오고 있다는 믿음을 가져본다.

부겐베리아 꽃잎들이 두 팔을 높이 쳐들고 환호해주는 것 같다. 하늘은 맑고 햇빛은 눈이 부시다.

'이 녀석들아! 우리 함께 저 낙원으로 가지 않으련?'

꽃잎에 입 맞추고 크게 심호흡을 해본다.

저는 가장 친한 친구를 잃었습니다

김영석 / 3회 희망상

나는 2009년에 대전에서 상경해 첫 직장생활을 시작했다. 대기업에서 IT 관련 영업직으로 근무하면서 밤에는 대학원에 다녔다. 또한 주말에는 뜻이 맞는 지인들과 함께 설립한 협동조합 활동을 하면서 남들보다 조금은 바쁜 생활을 이어갔다.

그리고 2016년 3월에 다니던 직장을 그만두고, 그해 6월에 서울시 관악구 구의원 보궐선거에 출마해 당선이 되었다. 서울시의 전체 기초의원들 중에 가장 젊은 나이였기에 많은 분의 기대를 한 몸에 받았고, 보궐선거에서 당선이 되었기에 2년간의 공백을 메우기 위해 잠자는 시간도 줄여가며 나름대로 열심히 의정 활동에 임했다.

그렇게 바쁜 시간을 보내고 있을 무렵, 그해 말 건강검진에서 암이 의심된다며 큰 병원에서 정밀검사를 해보라는 이야기를 들었다. 평소 누구보다 건강하다고 자부했기에 아무 걱정 없이 입원해 종합검사를 진행했다.

그 결과 장기를 둘러싸고 있는 복막에서 암이 발견되었고, 이듬해에 '일차성 복막암 4기' 판정을 받았다. 그리고 암 판정을 받았을 당시 담당 의사 선생님께서 하신 말씀이 아직도 귓가에 생생하다.

"저, 혹시⋯ 그러면 앞으로 제가 어떤 음식을 좀 조심해야 될까요?"

"아, 네. 먹고 싶은 음식 있으시면 그냥 마음껏 드시면 돼요. 근데 너무 젊은 나이신데⋯"라며 차마 뒷말을 잇지 못하셨다.

무엇을 먹지 말라는 말보다 무엇이든 먹으라는 말이 더욱 잔인하고 무섭게 다가왔다. 그날 저녁 20년 지기의 가장 친한 친구인 동수에게 전화를 걸었다.

"동수야, 있잖아. 나 검사 결과 나왔는데 결과가 좀 안 좋게 나왔어. 아무한테도 말 안 했는데 그냥 네 생각만 나더라. 너 가게 때문에 한창 바쁠 텐데 내가 괜히 전화했네."

성급히 전화를 끊고 나서 가장 친한 친구에게 괜스레 부담을 준 것 같아 미안한 마음과 후회가 들었다. 통화가 끝나고 2시간 반 정도가 지났을 무렵, 누군가 의자에 몸을 기대고 있는 내 등을 툭 쳤다. 동수였다. 나는 말했다.

"야! 너 대전에서 차 몰고 온 거야? 근데 퇴근 시간이랑 겹쳤을 텐데 왜 이렇게 빨리 왔어? 인마! 너 가게는 어떻게 하고?"

동수는 2017년 8월에 대전에서 피자 프랜차이즈 가게를 오픈했고, 아직은 오픈 초기이다 보니 본인이 직접 배달도 겸해서 바쁜 시기를 보내고 있을 때다.

"에이! 너 아픈데 뭔 가게야? 배달하다가 중간에 돌려서 차 끌고 온 거야!"

지금이 가장 바쁜 시기일 텐데, 달려와준 동수에게 고마움과 미안함의 만감이 교차했다. 그리고 우리는 로비 구석의 의자에 앉아 몇 마디 말도 나누지 않은 채 그저 몇 시간을 묵묵히 함께 보냈다.

이틀이 지나 동수에게 먼저 연락이 왔다. 내가 앓고 있는 복막암과 관련해 강남에 있는 상급 종합병원에 권위자가 있다는 이야기를 전해 들었단다. 그렇게 전화를 마치고 얼마 후 병원에 찾아가서 해당 의사 선생님과 상의를 했고, 일단 수술을 진행해보자는 기적적인 이야기를 들었다.

그리고 그해 6월 1일에 12시간이 넘는 대수술을 진행했다. 동수는 그날도, 그다음 날도 가게에 출근하지 않고 내 곁을 지켜주었다. 수술을 무사히 마치고 6개월 동안 2주 간격으로 12차의 항암 치료를 받게 되었다.

그 결과 평소 운동으로 다져진 몸은 20킬로그램 가까이 살이 빠져서 뼈만 앙상하게 남게 되었고, 풍성했던 머리는 탈모 때문에 가발을 쓰지 않을 수 없게 되었다.

또한 항암 치료로 인해 거울에 비친 내 모습이 너무도 낯설게 느껴졌다. 그리고 현직 지방의원 신분이다 보니 길을 걷다 마주치는 사람들 중에서 살이 왜 이렇게 많이 빠졌느냐며 걱정하시는 분들도 계셨지만, 오히려 너무 변해버린 모습 때문에 못 알아보시는 분들이 더욱 많았다.

이렇듯 외모는 변했지만, 다행히 살고자 하는 마음만은 변하지 않았다. 오히려 더욱 독하게 마음을 먹었다. 매일 하루도 거르지 않고, 4~5시간씩 걷기 운동과 등산을 병행했다. 비가 오는 날은 우산을 쓰고 걸었고, 눈이 오는 날은 모자를 푹 눌러쓴 채 걸었다.

그렇게 단 하루도 쉬지 않았다. 어머니께서는 너무 더울 때와 너무 추울 때는 하루쯤 쉬는 것이 컨디션 관리에 더 좋다고 설득을 하셨지만, 하루를 쉬면 다음 날도 쉬고 싶다는 나태함이 생길 것 같아 또다시 걸음을 재촉했다.

이렇듯 운동을 하면서 항암 치료와 한방 치료를 병행했고, 2017년 12월에 12차까지의 항암 치료를 마칠 수 있었다. 물론 중간중간에 장폐색으로 응급실을 10번을 넘게 왔다 갔다 했고, 거

의 죽을 뻔한 고비도 2번 정도 있었다. 하지만 '이 또한 지나간다'
는 심정으로 버티고 또 버텼다.

항암 치료 이후 2~3달에 한 번씩 정기검진을 받았다. 몸은 날
이 갈수록 조금씩 회복돼가는 것을 느껴졌지만, 반대로 종양수치
(CEA 검사)는 서서히 올라가고 있었다. 하지만 CT상에서는 종양
이 보이지 않았기에 크게 낙심하지는 않았다.

그리고 얼마의 시간이 지난 2018년 8월 검진 결과에서 암이 다
시 재발했다는 말을 듣게 되었다. 지난해의 첫 번째 암 선고보다
재발했다는 말이 더욱 충격으로 다가왔다.

또한 그날은 검사 결과가 나오는 날이었기에 어머니의 전화와
문자가 끊이지 않고 이어졌지만 나는 전화를 받을 수도, 답변을
할 수도 없었다. 그렇게 몇 시간이 지나고 날이 어두워지고 나서
야 집에 올 수 있었다.

그리고 처음 진단받았을 때와는 달리, 차마 동수에게 전화를
걸 수 없었다. 재발했다고 말하면 나보다 더 낙심하고 더 힘들어
할 친구이기에 도저히 전화를 걸 수가 없었다.

그때부터 매일 해오던 운동과 관리를 포기했다. 그냥 집에서 멍
하니 반복되는 하루를 보내게 되었다. 식사도 하지 않았고, 아무
런 입맛조차 없었다.

어머니는 매우 걱정하셨지만, 그러한 걱정도 나한테는 아무런

의미가 없는 것처럼 느껴졌다. 그렇게 일주일 정도 지나서 동수에게 먼저 전화가 걸려왔다.

"야! 뭐 하고 있어? 너 혹시 부활의 〈친구야 너는 아니〉 노래 들어봤어? 나 요새 이 노래에 완전 꽂혔는데 너 시간 날 때 한번 들어봐봐"라며 이야기를 했다.

우리는 어려서부터 평소 스스럼없이 서로 음악 추천을 자주 했는데, 그 노래는 몇 번 정도 지나가는 귀로 들었던 노래였다.

또한 이해인 수녀님의 시 〈친구야 너는 아니〉를 부활이라는 그룹이 노래로 바꿔서 부른 것이라는 정도도 알고 있었다. 하지만 그 당시 실의에 빠져 있었기에 노래 따위는 듣고 싶지 않다는 생각이 들었다.

그런데 동수랑 통화한 그날 저녁은 도저히 잠을 이룰 수가 없었다.

'그래도 동수에게만큼은 재발했다고 이야기를 하는 것이 낫지 않았을까'라는 생각이 자꾸 머릿속에 맴돌았다. 그리고 별 의미 없이 새벽에 동수가 추천해준 부활의 〈친구야 너는 아니〉라는 노래를 들었다. 그런데 그 노래를 듣고 나서 나는 눈시울이 붉어질 수밖에 없었다.

'꽃이 필 때 꽃이 질 때 사실은 참 아픈 거래. 나무가 꽃을 피우고 열매를 달아줄 때 사실은 참 아픈 거래'라는 첫 가사가 내

가슴 깊이 파고들었다.

노랫말처럼 이제 막 한창 꽃을 피울 젊은 나이에 암을 선고받은 내 모습이 그 가사와 겹쳐 보였다. 꽃이 필 때 사실은 참 아프다는 말처럼 지금의 이 시련도, 이 시간도 내 안의 아름다운 꽃을 피우기 위한 과정이라고 생각되었다.

그리고 속으로 생각했다.

'동수가 과연 내가 재발했다는 것을 알고 있었던 걸까?'

아마도 내가 며칠간 연락도 하지 않는 것을 보고 어렴풋이 짐작하고 그 말을 꺼내기가 어려웠던 그 녀석은 나에게 그 노래로써 다시 희망을 심어주려 했던 것이라고 느껴졌다.

그 희망을 발판 삼아 다음 날부터 다시 걷기와 등산을 시작했다. 음식도 더 깐깐히 챙겨 먹고 관리도 더욱 철저히 했다. 그리고 2달이 지난 2018년 10월 정기검진에서 암이 더 커지지 않고 그대로라는 희망적인 말을 듣게 되었다.

드디어 처음으로 의미 있는 결과를 받게 된 것이다. 암보다 더 독하게 마음먹고 이겨내자는 마음에서 친구의 노래 추천으로 암 또한 내 삶을 꽃피우기 위한 하나의 과정으로 바꾸어 생각했을 뿐인데, 이렇듯 희망적인 결과가 나온 것이다. 그날은 어머니보다 먼저 동수에게 전화를 했다.

"동수야, 진짜 고맙다. 다 네 덕분이야."

"응? 갑자기 뭔 소리야?"

"하하하! 아냐, 인마."

이와 같은 말로 짧게 전화를 마쳤다.

그날 이후 나는 크게 깨달은 바가 있다. 아플 때 걱정해주는 사람들은 너무도 많다. 하지만 자신을 희생하면서까지 헌신적으로 마음 쓰는 것은 오직 가족만이 할 수 있는 일이다. 자신의 가게까지 뒤로하고 나를 위해 달려와 주고, 수술하는 이틀 동안 병원에서 쪽잠을 자며, 힘들 때나 슬플 때나 늘 곁에서 힘이 되어주는 동수는 '내게 더 이상 친구가 아닌, 가족'이라는 것이다.

또한 가끔 주변분들이 나에게 묻는다. 암을 겪기 전과 겪은 후에 가장 달라진 점이 무엇이냐고. 나는 자신 있게 대답한다.

"인간관계입니다."

그러면 사람들은 말한다.

"그렇지, 아무래도 큰일 겪으면 인간관계가 어느 정도 자연스레 정리가 되지."

나는 다시 말한다.

"제 인간관계 중 딱 한 명만 달라졌습니다. 저는 가장 친한 친구를 잃었습니다."

그리고 이어서 말한다.

"이제는 그 친구가 제 가족이 되었기 때문입니다."

아주 특별한 기억

박예원(가명)

오빠가 태어나고 9년 만에 나를 잉태하신 부모님은 딸이 태어나기를 손꼽아 바라셨다고 한다. 해산날이 되어 내가 딸이라는 걸 알았지만 아무도 웃을 수 없었다. 뇌에 물이 차는 바람에 팔다리가 뒤틀린 채 태어났기 때문이었다.

인접한 대도시의 병원을 다 찾아다니며 검사를 했지만 완전히 고칠 수 있는 방법이 없었다. 부모님은 어려운 살림에도 집을 팔아 할 수 있는 데까지 수술을 시켜주셨다. 덕분에 나는 비록 팔다리를 마구 휘젓는 모양새였지만 혼자 힘으로 걸어 다닐 수 있게 되었다.

그래도 아버지는 더 큰 돈을 마련하지 못해 완전하게 수술해주지 못하는 것을 항상 미안해하셨다. 나만 보면 한숨을 쉬시며 미안한 표정을 지으시던 아버지는 끝내 술에 의지하게 되셨다. 작은 어촌 마을에서 온갖 허드렛일을 도맡아 하시면서 밤에는 술기운으로 잠을 청하셨다.

날마다 술을 찾으시는 아버지를 바라보는 내 마음도 편하지가 않았다. 나 때문에 엄마도 늦게까지 일을 다니셨고, 오빠도 고등학교를 졸업한 후 대학 진학을 포기한 채 일찌감치 조선소에 취직을 했다. 내 병원비를 위해 온 가족이 자신의 삶을 희생하고 있었다. 그런데도 엄마는 엄마대로 건강하게 낳아주지 못한 것을 미안해하셨고, 오빠는 같은 부모님 밑에서 자신만 비장애인으로 태어난 걸 미안해했다.

그래서일까. 우리 가족은 시간이 흐를수록 서로 어색한 표정으로 데면데면해졌다. 서로를 위해 할 수 있는 최선을 다해 헌신하면서도 다정한 말 한마디 건네지 못한 채 세월을 보냈다.

그러다 오빠가 늦은 결혼을 하게 되었다. 오빠가 신혼집으로 들어가자, 안 그래도 적막한 집이 더욱 조용해졌다. 오빠도 이렇게 될 것을 알았기 때문에 쉽사리 결혼을 결정하지 못하고 오랫동안 연애만 해온 것이었다.

허전해하실 부모님을 위해 뭔가를 해야겠다는 생각이 들었지만, 말들이 입에서만 맴돌 뿐 소리가 되어 나오질 않았다. 그러다 자꾸만 쉽게 피로해지고 몸이 축 처지는 느낌을 받으시던 아버지께서 엄마의 재촉으로 엑스레이 촬영을 하셨다.

내가 조심스럽게 결과를 묻자, 엄마는 큰 병원으로 가보라고 했다는 말씀만 하셨다. 한참 후에야 아버지에게 전립선암이 생겼다는 것을 알게 되었다. 아버지는 검사 결과를 받아들이지 못하시고 서울까지 가서 여러 번 검사를 받으셨다.

그래도 병명은 바뀌지 않았다. 아버지는 며칠씩 집을 비우셨다. 어디선가 술에 취해 쓰러져 있다는 전화를 받을 때마다 엄마는 눈을 질끈 감으셨다. 새 식구가 된 지 얼마 안 된 새언니에게 미안해서 오빠에게 도움을 청하고 싶지 않았지만, 아버지를 집에 모셔오려면 방법이 없었다.

오빠가 아버지를 업고 집에 돌아오는 동안 나는 냉장고 앞에 쪼그리고 앉아 구슬프게 눈물을 흘리시는 엄마의 조그만 뒷모습을 바라보았다. 할 수 있는 일이 아무것도 없었다. 아버지께서 병을 받아들이고 치료를 하시겠다고 결심하기 전까지는 누구도 어떻게 할 수 없는 일이었다. 병이 더 진전되기 전에 병원에 가야 한다는 생각에 애만 태울 뿐이었다.

더는 이렇게 있을 수 없다는 생각에 소주잔을 기울이시는 아버지에게 다가가 병원에 가자는 말씀을 드렸다. 술기운 때문인지 아버지는 내가 드린 말씀에는 대답을 하지 않으시고, 다른 말씀을 꺼내셨다.

병원에서 팔이랑 다리를 더 수술해야 한다고 했는데, 돈이 없어서 못 하고 집으로 돌아온 게 나에게 너무 미안하다는 말씀이셨다. 나는 물러서지 않고 다시 병원에 치료 받으러 가셔야 한다고 힘줘 말했다. 아버지는 내 말을 듣기만 하시다가 갑자기 소리를 지르셨다. 안 그래도 돈이 없는데, 나까지 축내라는 말이냐고 고함을 치셨다.

그래도 물러설 수 없었다. 앞으로 남은 시간 동안 필요한 건 돈이 아니라 아버지였다. 아버지를 잃을 수 없었다. 그걸 어떻게 아버지에게 전해야 하는지 알 수가 없었다. 결국 아무 말이나 나오는 대로 아버지에게 사정을 했다.

혹시나 의학이 더 발달해서 내가 손쉽게 수술을 받을 수 있는 날이 올지도 모르는데, 혹시나 내가 시집을 가게 될지도 모르는데 그럴 때 아버지가 안 계시면 어떡하느냐고. 결혼식을 올릴 때 아버지께서 내 손을 잡아주지 않으면 안 된다고 울먹거리는 나를 물끄러미 바라보시던 아버지께서 술잔을 치우시고 방으로 들어가 버리셨다.

마음을 졸이며 일주일쯤 지났을 때, 아버지께서 지인이 수술을 받았다는 큰 도시의 병원에 가겠다고 하셨다. 엄마와 나는 서로를 마주 보며 희미한 미소를 지었다. 그렇게 가족끼리 얼굴을 마주하며 웃은 것이 언제인지 기억도 나지 않았다.

암은 비교적 초기 단계였지만 완치를 위해서는 수술을 해야 한
다는 의사 선생님의 말씀이 다시 아버지를 망설이게 했다. 아무
리 연세가 드셨어도 암수술이라는 것이 절대 쉬운 일은 아니었다.
게다가 남성으로서 전립선 수술을 아무렇지 않게 받아들이기는
어려울 것 같았다. 아모쪼록 아버지께서 다시 결심을 하시기만 바
랄 수밖에 없었다.

나는 입원하신 아버지 곁에서 자리를 비우지 않기 위해 노력했
다. 돌이켜보면 뒤틀린 팔다리를 수술하기 위해 입원했을 때, 가
장 힘이 되었던 건 가족들이 자리를 지켜주는 것이었다. 아무것도
하지 않아도 그저 곁에서 가족의 숨소리를 듣는 것만으로도 혼자
가 아니라는 생각에 통증을 참고 계속 치료를 받을 수 있었기 때
문이다.

그래서 하루 종일 보호자용 침대에 엎드려 그림책을 색칠하며
시간을 보냈다. 집에 가라고 역정을 내시던 아버지는 점차 내가
색을 채워가는 모습을 보시다가 필요한 색연필을 건네주시기 시
작하셨다. 그 작은 협업은 가슴이 두근거릴 만큼 소중한 추억이
되었다.

점차 아버지는 색연필을 건넸다가 다시 뺏기도 하고, 식사 시간
이면 맛있는 반찬을 내 밥 위에 올려주기도 하셨다. 나도 전보다

훨씬 편하게 아버지 다리를 주무르고, 좋아하시는 간식을 챙겨드릴 수 있었다.

그러면서 어렴풋이 아버지도 나와 비슷한 생각을 하시는 것 같았다. 아버지는 지난날 내게 물질적인 것을 충분히 지원해주지 못하는 것을 미안해하셨다. 그런데 막상 아버지께서 편찮으시고 보니 가장 힘이 되는 것은 돈이 아니라 함께 있는 것이라는 걸 깨닫게 되신 것이다.

아버지는 며칠이 지나지 않아 수술을 받겠다고 하셨다. 보통의 부녀처럼 지내려면 시간이 더 필요하다고, 그러려면 건강하게 오래 살아야 한다고 쑥스럽게 속마음을 털어놓으셨다. 아버지의 결심을 듣던 엄마와 나는 손을 맞잡고 마구 흔들었다.

아버지가 수술을 하던 날, 오빠와 엄마는 휴가를 낼 수 없어 나 혼자 대기실을 지키게 되었다. 엄마와 오빠 몫까지 아버지에게 힘을 드리고 싶어 수술실로 들어가시기 직전에 아버지와 인사를 하는 동안 나는 발가락에 힘을 꽉 주고 상상만 하던 일을 해버렸다. 아버지의 볼에 뽀뽀를 한 것이다.

자라면서 한 번도 해본 적 없는 일이라 아버지께서도 꽤 놀라신 것 같았다. 아버지는 으흠 하고 헛기침을 하시며 고생스럽게 앉아 있지 말고 아버지 침대에 누워 있으라고 무뚝뚝하게 말씀하셨다.

아버지는 그렇게 수술을 받으시고, 완치 판정을 받으셨다. 회복하는 동안 나는 자주 아버지의 손등에 뽀뽀를 했다. 그동안 필요한 말 외에는 대화조차 나누지 못한 채 흘러버린 시간을 만회하고 싶어서였다. 그리고 그렇게 관계가 좋아지는 것이 무엇보다 아버지의 치료에 힘이 될 것이라 믿었다.

암을 치료하는 것은 고통스러운 과정이었지만 아버지는 내 서툰 애교에 간간히 웃으시며 완치까지 달려오셨다. 그러는 동안 우리 가족은 마음속 깊은 곳에 담아두기만 했던 가족에 대한 사랑을 표현하는 방법을 알게 되었다.

그건 아버지와 내게 사는 건 그 모습이 어떠하든 살아야 한다는 것을 나에게 깨닫게 해주는 계기가 되었다. 남들처럼 평범하게 걷지 못하는 모습이라도, 넉넉한 형편이 아닐지라도 살아 있는 것 자체가 가족이 힘을 낼 수 있는 원천이라는 것을 비로소 느낄 수 있게 된 것이다.

그날 병실에서 아버지와 색연필을 주고받던 기억은 아주 특별한 추억으로 남았다. 우리 가족은 서로의 가슴에 그런 추억을 더 많이 쌓기 위해 오늘도 마주 보고 미소를 짓는다. 그 작은 기억들이 모여 투병과 같은 힘겨운 일을 이겨낼 수 있게 한다는 걸 알기 때문이다.

사는 동안 어쩌면 또 굽이굽이 굴곡이 우리 가족을 찾아올지도 모르겠다. 그러나 그럴 때마다 아주 특별한 추억들이 가파른 언덕을 넘고, 험한 파도를 가르도록 해줄 것이다. 서로의 곁을 지키는 가족이 그런 힘을 줄 것이라 믿는다.

4장

내일의 밝은 태양을 위해

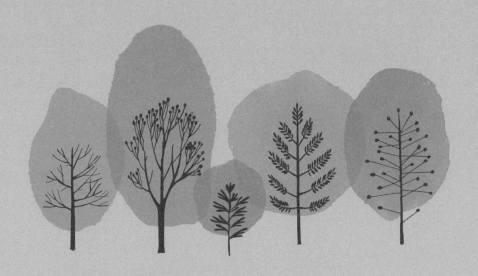

우주보다 크고 깊은 아름다움

이현주(가명) / 3회 감동상

어릴 때는 엄마와 자주 목욕탕에 갔다. 시장에서 좌판을 펴고 장사를 하시던 엄마는 자주 근육통에 시달리셨다. 그래서 뜨거운 물에 앉아 있으면 저리고 뻐근한 통증이 덜해진다고 좋아하셨다. 목욕탕에 가면 우리 모녀는 서로 꼭 닮은 모습을 보고 매번 신기하다고 웃곤 했다.

나는 엄마가 낳은 딸이 아니었다. 그런데도 남보다 꼬리뼈가 길어 구부정한 자세, 동그랗게 솟은 어깨와 두 번째 발가락이 엄지발가락보다 더 긴 것까지 닮아 있었다. 사고로 부모님을 잃고 고아가 된 나와 동생을 데려다 키운 것은 고모였다.

고모는 어린 우리 남매에게 이제부턴 엄마라고 불러야 한다고,

누가 물어봐도 절대 고모라고 이야기하면 안 된다고 몇 번이나 주의를 주셨다. 미혼이었던 고모는 우리가 고아라는 꼬리표를 달고 살게 될까 봐 엄마가 되기로 하고, 평생 비밀을 지키기 위해 결혼도 하지 않으셨다. 고모는 그렇게 엄마가 되었다.

고된 장사 때문에 목욕탕 안에서 몸이 풀리면 저절로 "아야" 하고 앓는 소리를 내는 엄마를 볼 때마다 가슴이 아렸다. 그때까지만 해도 내가 어른이 되면 그런 문제가 다 해결되리라 믿었다. 내가 돈을 벌기 시작하면 엄마가 고된 일과 통증에서 벗어날 수 있을 줄 알았다.

그러나 인생은 내 믿음대로 흘러가지 않았다. 대학원 졸업을 앞둔 때였다. 엄마가 내게 전화를 하셨다. 학교에 있는 동안은 방해가 된다고 내가 건 전화도 받지 않으셨기 때문에 가슴이 덜컥 내려앉았다.

엄마는 도저히 얼굴을 보고는 입이 안 떨어져서 말을 못 하셨다고 한다. 자궁암 때문에 수술을 받아야 한다는 것이었다.

암이라는 단어가 앞에 보이는 세계를 하얗게 지워버렸다. 나를 지나쳐 가는 사람들의 모습이 희미해졌다. 수선을 떨거나 울지 않으려고 입술을 꽉 깨물었다. 엄마는 그 순간에도 나를 달래려 오히려 자궁을 들어내고 나면 더는 걱정하지 않아도 되니 편하다고 하셨다. 그 말씀에 결국 길바닥에 주저앉아 엉엉 울고 말았다.

수술하던 날, 엄마는 수술실에 들어가기 직전에도 수술이 길어지면 동생을 데리고 가서 밥을 먹으라고 나를 채근하셨다. 그런 엄마가 있어서 나와 동생이 이렇게 자랄 수 있었다.

지금은 엄마에게 그런 엄마가 필요했다. 엄마처럼 엄마를 보살펴줄 사람이 내가 되어야 했다. 눈물을 훔치며 약해지려는 마음을 다잡았다.

긴 수술 끝에 엄마가 모습을 드러내셨다. 간호사가 마취 가스를 내뱉도록 환자가 잠들지 못하게 계속 깨워야 한다고 했다. 이를 악물고 제발 자게 해달라는 엄마를 억지로 흔들어 깨웠다. 보다 못한 동생이 이불 밑으로 비죽 튀어나온 엄마의 발을 주무르며 황소 같은 울음소리를 냈다.

그래도 엄마는 무사히 우리 곁으로 돌아왔다. 자궁적출과 동시에 암도 깨끗하게 들어냈기 때문에 예후도 좋을 것이라는 말에 비로소 안도의 한숨을 쉬었다.

정기적으로 검사를 받으면서 회복을 위해 엄마와 운동도 다녀야겠다고 다짐했다. 그렇게 다 끝이 날 줄 알았다.

이제 다 왔다고 생각하면 굴러 떨어지고, 끝까지 올라왔다고 생각하면 굴러 떨어지는 것 같은 삶이었지만, 그래도 엄마와 함께할 수 있다고 생각하니 한없이 기뻤다. 암이라는 병은 우리 가족에게 유한한 시간을 깨우치게 해주었고, 알고는 있었지만 이만

큰일 줄은 상상하지 못했던 엄마라는 존재의 소중함을 온몸으로 느끼게 해주었다.

오랜만에 우리 집 거실에 다시 세 식구가 다시 모여 밥을 먹던 날, 가슴이 벅차 괜히 제자리에 있는 반찬 그릇을 이리저리 옮겼다. 남들이 보면 아무것도 아닌 일상적인 풍경이 우리가 도달할 수 있는 가장 큰 기적이었다. 병을 통해 시간과 삶이 끊임없이 우리를 흐르고 있다는 것을 느낄 수 있었다.

처음엔 배에 힘이 들어가지 않는 것 같다고 하시며 복대를 차고 일상생활을 하시던 엄마도 점차 회복을 하셨다. 결혼도 하지 않으시고, 당신의 배로 품은 자식도 낳지 않으신 채 오직 우리만 보고 살아오신 엄마에게 자궁을 적출하는 것은 끔찍한 형벌처럼 느껴졌다. 그러나 엄마는 그마저도 굳세게 이겨내셨다.

그래서 의기투합해 남은 인생을 더 알차고 행복하게 보내자고, 셋이서 파이팅을 외칠 때까지만 해도 절망하거나 좌절하지 않았다. 한 사람의 몫으로는 너무 많은 불행이 찾아왔어도 포기하지 않을 수 있었다. 엄마에게 다시 갑상선암이 찾아오기 전까지는 말이다.

한 번 들어봤던 것인데도 '암'이라는 말은 사람을 겁에 질리게 하는 단어였다. 또 한 번 세상이 새하얘졌다. 엄마는 강한 분이시지만 인간의 육체는 한계가 있다는 생각이 들었다. 엄마의 얼굴을 마주 볼 수가 없어 자꾸만 눈길을 피했다. 그럴 때마다 나도 모르게 눈물이 땅으로 툭툭 떨어졌다.

이번에는 엄마도 전처럼 굳세고 단단하게 버틸 수 없으신 모양이었다. 방문을 걸어 잠그시고 3일 밤낮을 우셨다. 동생과 번갈아 가며 죽 그릇을 들고 방문을 두드렸지만, 엄마의 흐느끼는 소리만 들려왔다.

엄마가 이대로 무너져 내려도 이상할 게 없었다. 아니, 어쩌면 그게 당연한 건지도 몰랐다. 아무리 강한 사람이라도 연이어 거센 물살을 맞다 보면 휩쓸리게 된다는 생각이 들었다. 어떻게 하면 엄마를 설득해서 다시 고된 치료 과정을 버티시게 할 수 있을까 동생과 머리를 맞대고 의논했다.

우리에게 답을 찾아준 건 바로 엄마였다. 엄마는 당신 스스로 방문을 열고 나오셨다. 항상 허리춤에 차는 전대를 꽉 비끄러매고, 전대가 밖으로 보이지 않게 품이 풍덩한 외투를 입으신 엄마는 아프시기 전, 그 모습 그대로였다.

생떼 같은 자식을 둘이나 두고는 눈을 억지로 감겨도 감을 수 없다고 한마디를 하신 엄마는 병원으로 앞장서셨다. 그렇게 엄마는 2번의 암 수술을 견뎌내셨다. 난 우리 때문에 엄마가 그렇게 되신 것 같아 죄송할 뿐인데 엄마는 우리 때문에 그 무서운 암도 이겨낼 수 있었다고 웃으셨다. 그런 엄마가 한쪽 가슴이 뻐근할 정도로 자랑스러웠다.

엄마가 두 번째 투병생활을 하시면서부터 그간 눈에 들어오지 않았던 엄마의 전대와 커다란 외투가 눈에 들어왔다. 엄마는 그 차림을 고수하셨다. 장사를 할 때는 그게 제일 편하다고 하시며 좋은 옷을 사다 드려도 아끼시느라 새 옷 위에 낡은 외투를 걸치셨다. 그래서 엄마를 생각하면 마치 엄마의 손이나 발과 같은 한 부분처럼 전대와 외투가 떠오를 정도였다. 투병을 하며 몸이 마르자 전대와 외투가 더 커 보였다. 엄마의 몸을 무겁게 짓누르는 짐덩어리 같았다.

엄마가 환자복을 입고 계실 동안 낡고 보풀이 난 전대와 외투를 접어 비닐로 싼 다음, 서랍장 깊은 곳에 숨겼다. 그리고 엄마가 한 번도 시도해본 적이 없으셨던 짙은 빨간색 외투와 작은 손가방을 샀다. 엄마는 옷을 다 펼치기도 전에 손사래를 치셨다. 생전 그런 색상의 옷을 입을 거라 상상조차 해본 적이 없다고 하시며, 돈으로 바꿔 오라고 성화를 내셨다. 내가 물러서지 않고 한 번만 입어보라고 조르자 겨우 엄마가 외투를 걸쳐보셨다.

거울에 비친 엄마는 아름다웠다. 거친 장사와 투병생활에도 엄마에게는 뿜어져 나오는 어떤 기운이 있었다. 짙은 빨간색 외투의 색감에도 묻히지 않는 태산 같은 엄마만의 아름다움이 쏟아져 나왔다.

186

세상의 모진 세파를 온몸으로 막으시며 우리 남매를 키우시고, 당신에게 찾아온 암이라는 위기 앞에서도 포기하거나 절망하지 않고 끝까지 이겨내시는 모습은 인간이 도달할 수 있는 가장 높은 경지의 아름다움이었다. 외적인 모습을 압도하는 그 특별한 아름다움이 엄마의 온몸에 깃들어 있었다.

엄마는 엄마의 인생을 통해, 병과의 사투를 통해 우주보다 크고 깊은 아름다움을 완성하셨다. 예전에 목욕탕에서 엄마와 닮은 모습을 보며 미소 짓던 생각이 났다. 이제부턴 겉모습이 아니라 엄마의 아름다움까지 닮는 딸이 되고 싶어졌다. 암은 우리 가족의 생활을 송두리째 무너뜨렸지만, 암마저도 꺾지 못할 엄마의 아름다움이 엄마와 우리 모두를 구한 셈이다.

이제는 그런 엄마의 아름다움이 빛을 발하도록 곁에서 돕고 싶다. 우리를 위한 삶이 아니라, 엄마를 먼저 생각하는 엄마만의 아름다운 삶이 계속 이어질 수 있도록 엄마를 응원하고 싶다.

오늘도 살아가는 중입니다

서리나

"삶은 계속 되는 거야. 그러니까 생각해봐. 하고 싶은 게 뭐야?
꿈은?"

삶은 계속되는 것. 어느 날 무심코 보게 된 영화, 〈나우 이즈 굿〉
에서 나온 대사다. 이 영화에 온 마음을 다해 공감할 수밖에 없었
던 이유는 주인공 테사의 병 때문이었다.

그녀는 급성 림프구성 백혈병 환자다. 나 또한 그 병을 앓았다.
그리고 나의 삶은 계속되고 있다.

11년 전, 그러니까 현재 서른인 내가 고등학교 3학년 지독히 더
웠던 여름이었다. 등굣길에 갑자기 코피가 날 때도 있었고 교문에
서 교실까지 걸어가는 여정이 숨이 차고 힘들어졌다. 교실에 도착

할 때면 화장실로 달려가 토를 했다. 그때는 그저 고3이니까, 스트레스가 많고 피곤해서 그런 줄 알았다.

어느 날 친구와 약속이 있어서 나갔다가 잠깐 쓰러진 적이 있었다. 그 후로 동네 병원에 다니게 되었는데, 몇 번의 혈액검사 후에 의사 선생님이 말씀하셨다. 급성 백혈병이 의심되니 큰 병원으로 가는 것이 좋겠다며 목포에서 제일 가까운 화순 ○○대학병원을 추천해주셨다.

소견서를 안고 그날 바로 택시를 타고 병원으로 향했다. 아직도 생각나는 8월, 그날의 하늘은 참 예뻤고 맑은 바다색이었다. 적당히 피어올라 온 뭉게구름. "너는 아무 일 없을 거란다"라고 말해주는 것 같은 조용한 풍경이었다.

나는 그때 참 어렸다. 혈관이 약해 결국은 발등에서 혈액을 채취할 때도 아픈 것보다는 검사를 해주시던 남자 선생님의 외모가 〈커피프린스 1호점〉(당시 인기를 끌던 드라마)에 나오던 김동욱이라는 배우를 닮아 보여서 마냥 설렜다. 얼굴은 마스크로 절반을 가렸는데 뭘 보고 그랬는지 모르겠지만 난 하나도 아프지 않은 것 같다며 그저 설렜다.

그리고 대망의 골수검사가 시작되었다. 눈을 떴을 땐 여러 명의 의사 선생님들이 애를 먹고 있는 듯 보였다. 채취가 쉽지 않았던 모양이다. 엎드려 있었기 때문에 직접 볼 순 없었지만 누군가 나의 뼈를 짓누르는 느낌이었다. 그것도 아주 세게. 그야말로 뼈아픈 고통에 장난감 사달라고 떼쓰는 아이처럼 엉엉 울었다. 검사가 끝난 후에는 아빠를 불렀다. 그리고 첫 마디는, 배고프니 매점에서 우동을 사달라는 것이었다.

몇 가지 검사 끝에 얻은 결론은 급성 림프구성 백혈병이며 당장 입원 치료를 시작해야 하고 조금만 늦었으면 큰일 날 뻔했다는 것. 드라마에서나 나오던 그 유명한 대사를 듣게 될 줄이야 누가 알았을까?

나는 의외로 병을 담담하게 받아들였다. 첫날 병실에서 만났던 할아버지께서 해주신 말씀을 가슴 한편에 넣어두었기 때문이다. 그분은 림프종으로 몇 년을 투병 중이셨다. 그럼에도 살아가는 건 옆을 지켜주는 가족들 덕분이고 누구보다 나 자신에 대한 믿음과 지금 이 상황을 겸허하게 받아들이는 자세가 중요하다고 하셨다. 하나님이든 부처님이든 누군가를 탓하고 싶은 마음은 치료에 집중할 수 없게 만든다고. 그리고 정말 진부한 것 같지만, 할아버지는 이겨낼 것이라는 긍정적인 마음 그 자체가 참으로 중요하다고 말씀해주셨다.

난 어떤 일을 시작하기 전에 항상 망설임과 걱정이 앞섰고 자신감이 없는 사람이었다. 내가 잘할 수 있을까? 믿음조차 없었고 부정적인 생각이 앞서나갔다.

돌이켜보면 치료 기간 중의 나는 정말로 가장 긍정적인 사람이었다. 가끔은 간호사 선생님과 주치의 선생님께 실없는 농담을 툭 던지기도 했고, 생애 처음으로 머리를 박박 밀었을 때는 그 모습이 너무 웃겼다. 심심하면 언니와 셀카를 찍으며 놀고 우스꽝스럽게 나온 사진을 보며 키득키득거렸다.

한순간도 우울했던 순간이 없었다거나 내 인생을 탓한 적이 없었다고 하면 거짓말이다. 하지만 가끔 지금보다 오히려 병동에서의 내 모습이 그리울 때가 있을 정도로 긍정왕이었다.

입원 후 1차 관해유도요법을 시작했다. 쉽게 말하면 항암제로 나쁜 암세포들을 무찌르는 과정이다. 나쁜 아이들만 골라 죽인다면 좋겠지만 개중에 착한 아이들도 같이 죽기 때문에 모든 혈액수치가 점차 떨어지게 된다. 그래서 항상 감염에 주의해야 한다. 처음엔 별 부작용이 일어나지 않았다.

밥도 잘 먹고 살이 통통하게 올랐다. 항암 치료가 이렇게 쉬운가 싶을 정도였다. 어느 날 필라델피아 염색체 양성반응이 나왔다고 했다. 9번, 22번 염색체 사이에 문제가 생겨 나타나는 비정상적인 염색체라고 했다. 아무튼 그 돌연변이 염색체는 백혈병에 걸리기 쉽게 해주는 존재란다.

내 염색체에 그런 돌연변이가 있다니, 차라리 X맨처럼 초능력을 지닌 돌연변이라면 얼마나 좋아? 어쩌면 난 태어나자마자 백혈병에 걸릴지도 모를 운명이었다는 생각에 맥이 빠졌다. 게다가 애 때문에 글리벡이라는 약까지 복용해야 한다니 세상엔 쉬운 게 없구나 싶었다.

먹기 겁날 정도로 부작용에 대해 들었지만 다행히 약발이 잘 받아서 별 이상 없었고, 이런 환자는 처음이라는 영예를 얻었다. 순조로운 출발이었다. 그렇지만 정말 쉬운 게 하나도 없었다.

혈액수치가 떨어져 있을 무렵, 갑자기 오른쪽 눈에 다래끼 같은 조그만 염증이 생겼다. 섣불리 건드렸다간 더 큰 감염을 불러올 수 있기 때문에 일단 약을 쓰고 지켜보자고 했다. 그러던 중 열이 치솟고 심한 오한이 시작되었다. 풍문으로 들었던 그 오한. 침대가 덜덜 떨릴 정도라고 들었는데 솔직히 부풀려 말한 건 줄 알았더니 정말이었다.

실오라기 하나 걸치지 않은 채 남극 한가운데 떨어진 사람처럼 바들바들 떨었다. 마음속으로 계속 외쳤다. '난 춥지 않아. 괜찮아, 괜찮다.' 오한이 멈췄지만 열은 떨어질 줄 몰랐다. 오른쪽 눈은 퉁퉁 부어 뜰 수조차 없었다.

다음 날 거울을 보니 오른쪽 눈부터 볼까지 빨갛게 부어올라 그야말로 아수라 백작 그 자체였다. 그때부터 나의 고생길은 시작되었다.

항상 열이 났고, 독한 항생제들을 투여하느라 소화기관마저

둔해졌으며, 입안은 헐고 구역질이 나고 붓기는 빠질 생각을 안 했다.

점점 혈액수치가 올라왔을 땐 눈에서 계속 고름 같은 것이 흘러나왔다. 이 고름이 다 흘러나오면 예전처럼 돌아갈 수 있을까 실낱같은 희망이 생겼다. 어느 날 밤 자려고 누웠는데 이상한 느낌이 들어 거울을 봤더니 눈에서 피가 줄줄 흐르고 있었다.

백혈병 환자에게 출혈이란 아주 위험하다. 밤새 주치의 선생님께서 지혈을 했고 계속 상태를 지켜봤다.

다음 날 안과 담당 선생님의 진찰을 받았다. 지혈 과정 중에 생겼는지, 그 염증 때문이었는지 모르겠지만 각막천공이 생겨 응급수술이 결정됐다. 구급차를 타고 ○○대학병원으로 이동했다. 정말 운이 좋았던 게 긱막수술을 담당하시는 교수님의 스케줄이 마침 비어 있었다는 것과 나의 몸 상태가 수술을 해도 괜찮았다는 것이다.

힘든 수술을 마치고 입원실로 돌아와 제일 먼저 한 일은 밥 먹는 것이었다. 처음 골수검사를 받았던 그때처럼 배고팠고, 맛있게 잘 먹었다. 난 계속 살아갈 것이고, 이겨낼 것이라는 본능처럼 먹을 것부터 찾았다.

안과병동에서의 힘겨운 나날들을 마치고 다시 ○○대학병원으로 이동했다. 1차 치료 도중에 수술을 받았기 때문에 제대로 치료가 됐을지 걱정이었지만 골수검사 후 다행히 결과가 좋게 나왔고 2차 공고요법을 진행하기로 했다.

영화에서도 꼭 나쁜 놈들은 총을 맞아도 한 번에 죽지 않는 것처럼 암세포도 마찬가지다. 2차 공고요법은 이러한 암세포를 다시 한 번 죽이는 일이다. 완치율을 높이기 위한 재치료인 셈이다.

몇 달 동안이나 퉁퉁 부어 뜰 수 없었던 오른쪽 눈은 드디어 서서히 붓기가 빠지기 시작했다. 붓기가 완전히 빠졌어도 그 전처럼 온전한 모습은 아니어서 지금까지도 양쪽 눈 모양이 다르다. 아직까지 나에게 콤플렉스로 남아 있지만 붓기가 빠졌을 때는 거울을 자주 보곤 했다. 다시 예뻐졌다면서.

나에겐 세 살 터울 언니가 한 명 있다. 유일한 형제인 언니는 골수를 기증하기 위해 검사를 받았다. 형제가 아무리 많아도 단 한 명 일치하는 사람이 없어 공여자를 찾는 데 애를 먹는 분들이 많다. 왜 그런 생각이 들었는지 모르겠지만 언니와 나는 당연히 찰떡같이 맞을 것 같아서 초조함이나 걱정은 전혀 없었다. 그리고 희박한 확률에도 불구하고 충족해야 할 모든 조건이 딱 들어맞았다.

나는 정말 운이 좋은 사람이었다. 많은 분의 축하와 격려 속에 마지막 관문, 조혈모세포 이식을 위해 무균실로 입성하게 되었다. 그곳에서의 치료도 만만치 않았다. 무균실은 간병인이 더 육체적으로 힘든 곳이다.

머리카락 한 올도 허용되지 않는 곳. 우주복 같은 옷을 입은 채로 환자 곁을 지켜야 하며 똥·오줌의 양도 체크해야 하고 시트도 자주 갈아줘야 한다다.

복용해야 할 약은 많고, 전신 방사선 치료와 항암 치료를 병행하다 보니 나는 나대로 점점 지쳐갔다. 점막이 다 헐어서 물을 삼키는 것조차 칼로 베이는 듯 고통스러웠다. 그렇게 겨우 내 새 생명을 피우기 위한 무균실 안에서의 사투는 계속됐다.

한 달여가 지났을까? 스무 살이 되던 해, 조혈모세포 이식을 받았다. 수혈받을 때처럼 그저 가만히 누워 있기만 하면 끝나는, 생각보다 쉬운 일이었다. 이 순간을 위해 가족들과 나는 서로를 보듬어가며 열심히 달려왔구나, 만감이 교차하는 순간이었다.

지금까지도 매년 2월 1일이면 우리는 조그만 케이크를 산다. 그날을 기억하며 새로 태어난 것에 대한 감사와 올해도 무탈하게 잘 보냈음을 축하하는, 우리 가족만의 작은 행사다. 모두에게 힘들었지만 어느새 웃으며 얘기할 수 있는 추억거리가 되었다. 그만큼 우리는 단단해진 것이다.

퇴원 후 집으로 돌아왔을 때의 그 행복감이란 말로 형용할 수 없다. 비록 당분간은 감염에 주의해야 하고 지켜야 할 것들이 많아 제법 까다로운 생활이었지만 집이 주는 안도감과 평온함은 어느 것과도 견줄 수 없었다.

어릴 때부터 선생님 말씀을 잘 들었던 학생인 나는 성인이 되어서도 변함없었다. 담당 교수님께서 당부하신 주의사항은 꼭 지켰다. 물론 엄마의 노력이 가장 컸다. 입에 들어가는 것, 손에 닿는 것 모두 철저하게 위생에 신경을 쓰셨으니 말이다.

그 덕분인지 2011년, 스물셋의 나이에 완치 판정을 받았다. 교수님께서 이제 그만 만나도 좋겠다는 말씀을 하셨을 땐 시원섭섭했다. 이렇게 빨리 다가올 줄 몰랐기 때문에 집으로 돌아가는 버스 안에서도 실감이 나지 않았다. 솔직히 완치 판정을 받고 나면 다 끝날 줄 알았다. 하지만 남들보다 조금 늦은 사회생활을 시작하려니 겁이 났다.

아팠던 과거를 알면 어느 직장에서 나를 받아줄까? 나를 좋아해주는 사람은 있을까? 그러다 문득 이런 생각이 들었다. 그저 누군가는 겪어보지 못한 특별한 경험을 한 것이라고. 현재는 건강한 가치관과 신체를 가지고 있으며 남들은 병을 앓았다는 이유로 특별하게 보지 않는데 나 스스로 갉아먹고 있었던 것이라고.

나는 내가 자랑스럽다. 나만의 작은 훈장이 생긴 것이다. 살다 보면 나약해지는 순간들이 온다. 그럴 때마다 훈장을 꺼내 본다. 그리고 약간의 자만심을 가져보는 것이다. 까짓 거 혈액암도 이겨냈는데 뭔들 못 하겠어? 그렇게 세상 밖으로 한 걸음씩 걸어 나갔다. 막상 걸어 나와 보니 별것 아니었다. 사람들은 나를 동정의 시선으로만 바라보지 않았고, 내 모든 상황을 이해해주고 아껴주며 사랑해주는 이도 생겼다.

백혈병을 극복하고 난 후 인생이 180도 바뀌었다거나 모든 이에게 희망을 전해줄 만큼 영향력을 지닌 사람이 된 것은 아니다. 난 그저 평범한 물리치료사가 되었다. 하지만 난 여전히 우리 부모님의 대견한 막내딸이며, 언니의 영원한 친구이자 동생으로 살아가고 있다.

그리고 당신이 보내는 오늘 하루를 나 역시 보내고 있다. 병원에선 그리기만 하던 일상들을 이젠 직접 만질 수 있게 되었다. 평소 관심 있던 웹 디자인을 배워보고 몇 가지 자격증도 땄다. 대학에서는 3년 내내 장학생이었고, 짧지만 몇 개월의 직장생활도 해보았다. 다른 이를 치료해주는 의료인이 되겠다던 소박한 꿈도 이뤘다. 나의 경험을 글로 옮겨보고 싶었는데 그 작은 소망도 지금 이룬 것이다.

요즘은 소확행이 대세 아닌가. 그저 좋아하는 이들과 분홍빛이 섞인 노을을 바라보고, 분위기 있는 카페에 가고, 가끔은 그림을 그리고, 잔잔한 노래를 들으며 맛있는 빵을 먹는 일상을 살아가는 것이 나의 행복이며 영원히 깨지 않고 싶은 꿈이다.

앞으로도 사랑하는 이들을 위해, 나를 위해 기도해준 이들을

위해 지금 들이켜는 한 모금의 숨 또한 감사하게 생각하며 살아
갈 것이다. 하찮은 것 같지만 결코 하찮지 않은 나의 삶은 계속되
고 있다.

다 이겨낼 수 있을 거야,
다 잘될 거야

강지애(가명)

우리는 부산에 사는 신혼부부다. 우리 남편은 유복자다. 친아
버지는 급성 백혈병으로 남편이 태어나기 6개월 전에 돌아가셨
고, 친어머니는 갓난아기였던 남편을 버렸다. 그렇게 고아원에 버
려졌지만 친할머니와 할아버지가 수소문 끝에 남편을 찾아와 키
웠고, 언젠가 홀로 남을 어린 손자를 걱정하며 이 아이에게 홀로
세상을 살아가는 법과 누구에게도 손가락질 받지 않게 하기 위해
가정교육을 철저히 시켰다.

세월이 흘러 남편은 할머니의 치매 병간호와 노쇠하신 할아버
지의 간호를 하며 야간대학까지 다니는 성실하고 마음씨 따뜻한
사람으로 자랐다. 나는 그런 신랑과 6년을 연애 끝에 결혼에 골인

했다. 결혼 후 한창 신혼의 단꿈에 부풀어 있을 무렵 결혼 준비와 여러 일을 병행하며 무리를 한 탓인지 나는 폐결핵에 걸리고 말았다. 하지만 이건 지금부터 일어날 일에 비하면 아무것도 아니었다.

신혼생활 1년. 딱 1년 만에 남편이 갑작스레 직장암 3기 판정을 받게 되었던 것이다. 어느 날 일을 마치고 온 남편이 볼일을 보다 변기에 피가 한가득한 것을 보고 놀라 나를 불렀다. 뭔가 심상치 않다는 것을 직감적으로 느끼고는 곧바로 예약을 잡아 내시경을 했다.

남편과 나는 연애 시절 꾸준히 건강검진을 해왔지만 유독 대장내시경은 하지 않았었다. 당시 20대 중후반이던 젊은 나이인지라 대장내시경의 중요성을 그리 느끼지 못했던 탓이었다. 동네 내과 선생님이 수면내시경으로 잠들어 있는 남편을 뒤로한 채 나에게 말씀하셨다.

"신랑분이 예민한 성격인 것 같으니 조직검사가 나올 때까지 말씀은 하지 마시고, 아무래도 암이 확실한 것 같습니다. 또한 인공호수(장루)를 달아야 할 것 같은데 모든 건 외과의사가 봐야 알 수 있습니다."

그 순간 나는 머릿속이 새하얘졌다.

"이제까지 부모 없이 홀로 자라 먹을 것을 제대로 못 챙겨 먹어서 그런가?"

연애 시절 내가 무심코 건네준 자두를 10년 만에 처음 먹어본다며 해맑게 웃었던 남편의 모습이, 함께한 시간들이, 오만가지 생각들이 주마등처럼 스쳐 지나갔다.

어릴 적부터 부모님의 사랑도 못 받고 자란 고생만 한 우리 남편이 한없이 불쌍했다. 그리고 앞으로 임신 계획이 있어 엽산을 먹으며 아기를 갖고 엄마가 되는 행복한 상상만 했던 나에겐 마치 지옥문이 열린 것 같은 암 판정이었다.

하지만 정신을 똑바로 차리고 조직검사가 나오기까지 일주일간 남편에게 별일 아닌 듯 그냥 일반 용종인 것 같다고 안심을 시키며 새벽마다 남몰래 눈물을 삼키면서 잠도 자지 않고 직장암에 대해 공부하고 또 공부했다. 누군가가 그랬다. 암 환자는 보호자가 얼마나 어떻게 하냐에 따라서 1년 살 수 있는 환자가 10년, 20년, 그 이상도 살 수가 있다고.

그래서 나는 악착같이 이 병원, 저 병원에 전화를 걸어 예약을 하고 미리 짐을 준비해놓았다. 그리고는 남편과 조직검사 결과를 들은 후 충격을 받은 남편을 데리고 바로 서울에 있는 큰 대학병원에 올라가 진료를 받았다.

그때 남편은 초기 판정을 받았다. 남편과 나는 당시 초기란 말에 너무 기뻐서 진료실을 나오며 부둥켜안고 오열했었다. 하지만 입원 후 한 검사에서 임파선 전이로 결국 3기 판정을 받았다. 며칠 사이에 우리는 천국에서 지옥으로, 다시 천국에서 지옥으로 그렇게 몇 번을 오갔다.

2017년 6월 22일, 그날을 나는 잊을 수가 없다. 젊은 사람은 암세포도 젊어서 빠르게 전이가 될 수도 있다고 간호사, 요양사, 다른 환자 보호자들이 말했지만 나와 남편은 개의치 않았다.

"우리가 보통 사람이야? 더 힘든 것도 잘 견뎌냈으니 이것도 다 이겨낼 수 있어"라며 나는 남편에게 긍정적인 말들을 항상 해주었다. 남편 역시 처음엔 좌절하며 현실을 부정했지만 조금씩 현실을 받아들이기 시작했다.

직장암 3기는 삶의 질이 많이 떨어진다. 심지어 남편은 암이 항문과 거리가 가까웠기 때문에 인공호수를 피할 길이 없었다. 그래서 항문을 살릴 수 있을지도 의문이었다.

하지만 우리는 희망을 잃지 않았고 선방사선, 항암을 시작으로 암과의 싸움을 시작했다. 병원에 중증 암 환자들이 많아서인지 그렇게 정신력이 강하던 남편도 점점 심리적으로 위축돼갔다. 그래서 나는 환자들이 보이지 않는 병원 근처에 숙소를 잡아 통근치료를 감행하기로 했다. 통근치료 이야기를 꺼내자 남편이 망설였다.

"통근치료를 하면 돈 많이 들 거다. 그동안 어떻게 한 푼 두 푼 모아온 돈인데. 여기 그냥 있다가 그거 아껴서 나중에 다 너줄게."

나는 버럭 화를 내며 그 순간에도 돈 걱정부터 하는 남편이 밉기도 하면서 한편으론 남편이 그동안 살아온 삶이 안타까워 가슴이 너무나도 아팠다.

뜨거운 8월 더운 여름에 항암과 방사선을 받는 남편은 열악한 환경에서 점점 더 쇠약해져만 갔다. 살이 19킬로그램이나 빠졌으며, 얼굴은 항암 부작용으로 점점 시커멓게 변했고 방사선을 조사함으로써 장이 부어 변 보는 것도 힘들어했다.

처음 보는 남편의 변한 모습에 겁도 많이 나고 매일매일 너무 가슴 아파서 힘들었다. 하지만 나는 남편을 위해 최대한 티를 내지 않고 긍정적인 말들과 웃음을 주며 속으로 나 스스로를 다잡았다.

어느덧 지옥 같은 방사선과 항암이 끝나고 한 달 뒤 8시간의 대수술이 이어졌다. 수술 중인 동안 나는 불안감에 휩싸였지만 잘 견뎌낼 거라고 믿고 있었고, 그에 힘입어 수술은 성공적으로 끝났다.

남편은 직장을 다 잘라냈으며 내괄약근까지 다 잘랐다. 인공호수(장루)와 여러 진통제를 주렁주렁 달고 나오는 남편의 모습에 또 울컥했지만, 꾹 참고 미소로 맞았다. 장루를 하는 동안 남편이 병원에서 "우리 못 해본 거 많이 해보자!"라고 했다. 퇴원 후 항암 중이었지만 여기저기 여행도 다녔다. 우리는 살면서 신혼여행 외에 제일 가까운 제주도도 한 번 놀러 못 가볼 정도로 일에만 매진했었고, 그 누구보다 더 열심히 살았다.

내 친구들이 아이를 낳고 평범하게 사는 모습을 보면 눈물이 난다. 다른 신혼부부들이 느끼는 그런 행복감을 우리는 느낄 수 없었다. 그래서 때로는 하늘이 원망스러울 때도 많았다. 하지만 나는 남편을 위해, 그리고 나를 위해 매일매일 마음을 다잡는다.

남편이 너무 젊어 평생 긴장하면서 살아야 한다는 대학병원 주치의 교수님의 말씀을 가슴속에 깊이 세기며 남편도 나도 열심히 노력했다. 남편은 케겔 운동과 좌욕을 꾸준히 했고, 음식을 조절하면서 유산소운동도 열심히 했다.

그 노력 덕분인지 수술 후 최종 병기가 3기에서 0기로 관해 판정을 받게 되었다. 1년에 한 명 나올까 말까 한다는 관해 판정 0기. 기적과도 가까운 일이었다. 하지만 기쁨도 잠시 장루복원 수술을 하고 난 뒤 직장이 전혀 없는 삶이란, 역시나 절망적이며 삶의 질이 현저히 떨어졌다.

어떤 분들의 경우 변기에 몸을 묶어 주무시거나 차라리 다시 영구장루를 달아달라고 애원하는 분들도 있다고 했다. 남편 역시나 위에 장상피화생이 의심되어 헬리코박터균약을 복용한 뒤 하루에 많게는 화장실을 100번도 넘게 갔다.

남편은 더러운 암에 걸려서 미안하다며 항상 나에게 말한다. 그럼 나는 말한다.

"괜찮아. 다 이겨낼 수 있을 거야, 다 잘될 거야."

긍정의 힘일까? 장루복원수술 이후 6개월이 지난 지금 남편은 거짓말처럼 너무나 좋아졌다. 상급 대학병원에서도 남편 같은 사람은 처음 본다고 말할 정도로 기적같이 좋아졌다. 주치의 교수님도 "얼마나 노력했으면 그렇겠어"라며 칭찬을 해주셨다. 변 보는 횟수도 하루에 10번으로 줄어들었으며 변실금도 거의 없었다.

이러한 경험을 토대로 많은 분에게 희망의 메시지를 주고 싶다. 암 환자의 보호자로서 다른 분들처럼 겁도 나고 이제 겨우 34세와 35세인, 신랑과 우리 부부 결혼한 지 1년 만에 암 판정으로 길다면 길고 짧다면 짧은 1년 8개월 동안 많은 일이 있었고 아픔이 있었다.

난생처음 겪는 암과 투병하느라 힘들었지만 우리는 지금처럼 긍정적인 마음으로 희망을 잃지 않고 살아갈 것이다. 나를 믿어주는 사람과 함께하겠다는 다짐만 있다면 하지 못할 게 뭐가 있을까? 사랑해서 함께하는 게 아니라 더 사랑하기 위해 함께하는 것처럼 지금 신랑과 함께하는 이 모든 순간이 다 간절하고 소중하다.

세상에 모든 암 환우분들과 보호자분들도 희망 잃지 마시고 다 같이 힘내셨으면 좋겠습니다. 지금 저는 블로그를 통해 수많은 대장암·직장암 환우분들과 소통하고 있습니다. 긍정의 힘, 저는 끝까지 믿고 사랑하고 존경하는 신랑과 열심히 살아볼까 합니다. 항상 건강하길 기원합니다.

내 인생의 해일로 덮친 대장암

김현숙 / 3회 대상

살아오는 동안 나는 늘 자신만만했다. 누구 못지않게 정신력이 강하다고 자부했고, 그 때문에 어떤 일이 일어난다고 할지라도 결코 삶 앞에 무릎을 꿇지는 않을 거라 생각했다. 그런 생각을 하게 된 동기는 여군 장교생활을 하면서부터였을 것이다.

젊은 날 본 영화, 〈제인 에어〉의 주인공 '제인 에어'는 내가 본받고자 하는 인물이었다. 어떠한 시련 속에서도 꿋꿋하게 열정을 불사르는 그녀의 삶에 나는 매료되었다. 나도 그녀처럼 당당해지고 싶었다. 여자이지만 남자 못지않게 강한 군인이 되고자 노력했다. 군인으로서 강인한 육체와 정신은 의무이자 곧 생활이었다. 제대 후 교련 교사로 전직한 뒤에도 나는 그런 생활을 이어갈 수 있었다. 뛰어난 능력이 있다기보다 옹골찬 성격은 나로 하여금 도전하는 삶을 꿈꾸게 했다.

하지만 나는 그렇게 살지 못했다. 나이 쉰의 고개를 넘는 동안 한순간에 무너졌다. 나를 무너뜨린 건 외부의 적이 아닌, 내부에서 일어난 공포와 두려움이었다. 내게 찾아온 암은 나를 송두리째 흔들어놓았다. 강한 정신력도 필요 없었고, 다져진 내공도 소용없었다. 죽음을 앞에 둔 자의 가장 나약한 모습, 지푸라기라도 잡고 싶은 심정으로 오열하는 처절한 인간의 모습, 그게 바로 나였다. 나는 그렇게 암 앞에 맥없이 무너져 내렸다.

내 몸에 암세포가 생긴 건 언제부터였을까. 아마도 그건 결혼과 함께 시작된 게 아니었을까 싶다. 여자라면 누구나 그렇듯이 나도 행복한 결혼생활을 꿈꾸었다. 사랑받고 존중받으면서 복된 가정을 꾸려나갈 거라 생각했다. 하지만 결혼은 현실이었고 현실은 냉혹했다. 결혼한 지 얼마 지나지 않아 뭔가 잘못되었다는 것을 깨달았다.

남편은 가부장적이고 폭력적인 사람이었다. 나의 존재는 사라졌다. 모든 것이 폭력으로 통하는 남편에게 나는 굴종해야 했다. 그건 살기 위한 방편이었다. 굴종하지 않으면 폭력을 피할 수 없는 날들 속에서 나는 피폐해졌다. 나의 언어는 무의식 속으로 숨어버리고 빈껍데기만 너덜너덜한 채 남편 앞에 후들거렸다. 폭력에 의한 상처는 씻을 수 없는 모멸감으로 잠재의식 속에 똬리를 틀었다. 끓어오르는 분노는 밖으로 분출되지 못하고 내 정신을 갉아먹었다.

남편의 폭력에 길들면서 나는 자존감마저 낮아졌다. 스스로 나를 아끼고 소중히 하고 사랑해야 하건만, 나를 하찮게 여겼다. 몸이 아파도 병원을 찾지 않았다. 대충 약으로 때우고 참고 견디는 날들이 이어졌다. 설사와 변비가 번갈아 찾아왔다. 동네 내과에서는 과민대장증후군이라며 약만 처방해주었다.

둘째 아이를 가진 지 8개월 되었을 때 변비가 심했다. 내가 고통스러워하자 남편은 무조건 운동을 해야 한다며 새벽 찬바람 속에 나를 산으로 내몰았다.

결국 추위와 무리한 운동으로 기관지 천식에 걸렸다. 갑작스레 호흡곤란이 찾아왔고 질식 상태에 이르렀다. 산소호흡기가 필요한 상황이라 병원에 입원했다. 남편은 그깟 감기로 입원까지 한다며 화를 벌컥 냈다. 매사가 그런 식이었다. 식생활은 남편 위주였고 365일 사골 국물을 우려야 할 만큼 식성도 까다로웠다.

나는 서른셋 노산이라 매사 조심해야 했지만, 집안일과 직장일은 쉴 틈을 주지 않았다. 결국 산달을 다 채우지 못하고 제왕절개 수술을 받았다. 아기는 황달로 인큐베이터에서 보름간 치료를 받아야 했다. 몸이 좋지 않아 쉬어야 함에도 직장을 그만둘 수 없었다. 병원비며 생활비 모두가 내 몫이었다. 급속도로 건강이 나빠지고 있음을 느꼈다.

삶의 의욕마저 사라지면서 더는 참을 수 없는 지경에 이르렀다. 일방적인 순종의 삶은 나의 모든 것을 망칠 수도 있다는 생각에 남편과 헤어지기로 했다. 결혼생활 10년 만이었다.

그 와중에 친정어머니가 뇌졸중으로 쓰러졌다. 치매까지 온 상태였으나 다행히 심하지는 않았다. 나는 어머니와 함께 살게 되었다. 모든 걸 잃어버린 두 사람이 서로의 반쪽을 끌어안고 새로운 삶을 시작한 것이다. 내가 살아야 어머니도 살 수 있다는 생각으로 신께 매달렸다. 어머니는 아픈 몸으로 딸에게 먹일 된장국을 매일 끓이셨다. 상처로 만신창이가 된 딸을 보며 눈물 대신 당신이 할 수 있는 모든 걸 하셨다. 어머니의 모습은 가난하고 초라했지만 내게는 세상에서 가장 따뜻한 위로였다. 어머니는 10년 동안 앓다가 돌아가셨다.

추운 겨울날 어머니를 얼어붙은 땅에 묻고서 나는 그제야 큰 병원을 찾았다. 둘째 아이가 육군3사관학교에 입학한 뒤 훈련에 전력하고 있던 때라 아프다는 말을 하지 않았다. 6개월간의 혹독한 훈련을 마치고 아들이 첫 외출을 나오는 날이었다. 전날 밤새도록 이어지는 설사와 혈변을 막기 위해 지사제와 청심환으로 응급처치를 하고 아들의 첫 외출을 초연하게 맞았다.

아들에게 아픈 모습을 보여서는 안 된다는 엄마의 마음밖에 아무 생각도 없었다. 아들의 희망찬 앞날에 걸림돌이 될 수는 없었다. 당당한 3사관생도의 모습으로 경례를 하고 기차를 타는 아들을 배웅했다. 식은땀이 나고 어질어질했지만 간신히 버텼다.

떠나는 기차를 보고 돌아서는 순간, 나는 바닥에 털썩 주저앉고 말았다. 큰아들에게 겨우 전화를 했다.

이틀 후 나는 큰아들의 등에 업혀 종합병원에 실려 갔다. 밤새도록 장을 비우는 약을 먹고 다음 날 대장내시경 검사를 받았다.

"어떻게 이 지경이 되도록 병을 키웠습니까? 대장암 3기입니다. 수술해도 가망이 거의 없습니다. 개복수술을 할 경우 다른 장기에 전이가 된 상태라면 수술도 불가능하기 때문이죠."

나는 마치 딴 세상에 와 있는 사람처럼 멍한 상태로 컴퓨터의 난해한 화면만 바라보았다. 의사 목소리가 귓가에서 윙윙거렸다. 의사는 아들에게 말했다.

"환자가 과다 출혈로 수술을 받을 수 없습니다. 정상인은 12인데 지금 수치는 8 정도밖에 안 됩니다. 하루라도 빨리 입원해서 수혈부터 받으셔야 합니다."

몸무게 48킬로그램에 뼈만 앙상한 상태였다. 더 이상 미룰 수 없었다. 다음 날 입원 절차를 끝냈다. 어쩌면 다시는 집으로 돌아올 수 없을지도 모른다는 생각은 이 세상에 존재하는 그 어떤 슬

폼보다 더 가슴이 찢어지는 고통이었다.

내 나이 쉰 중반이었다. 눈물조차 나오지 않았다. 어쩌면 나 자신을 너무 믿었던 것마저도 사치였을까. 한숨 돌릴 새도 없이 내 목숨은 갑자기 벼랑으로 추락했다. 머릿속은 온통 컴퓨터 화면에서 본 영상뿐이었다. 대장의 둥근 통로를 막고 있는 대롱들, 피고름이 엉겨 붙은 붉은 형체는 공포 영화의 한 장면 같았다.

며칠이 지나고 수술 날짜를 받고 나자 오히려 담담함이 찾아왔다. 죽을 수 없다는, 죽어서는 안 된다는 생각만이 가득했다. 어떻게든 살아야 한다는 절실함은 오래전에 잃어버렸던 용기를 다시 불러왔다. 나는 이십대 군인으로 살았던 날들을 생각했다. 그땐 세상에 무서운 게 없었다. 뭐든 해낼 수 있다는 용기로 빛나던 청춘이었다. 나는 군인의 결기를 생각하며 수술대에 누웠다.

"지금부터 마취제가 들어갑니다. 천천히 하나, 둘, 셋을 세어보세요."

누군가의 목소리와 함께 내 의식은 서서히 무의식으로 이동했다. 얼마쯤 지났을까. 무거운 눈꺼풀을 들어 올리자 온몸에 주삿바늘이 꽂혀 있었다. 지독한 한기와 함께 통증이 몰려왔다. 아들이 덮어준 푸른 담요 한 장의 온기로 나는 죽음과 싸웠다.

의사는 수술 후 아무리 아파도 운동을 하라고 했다. 그렇지 않으면 장이 꼬이고 유착이 되면 재수술을 받아야 하며, 그땐 이미 세상에서 '아웃'이라고 사형선고를 내렸다. 물론 물 한 방울 마실 수 없었다. 내 몸은 물기 마른 사막과도 같았다.

10층 입원실 복도에서 링거를 주렁주렁 매달고 아픈 배를 움켜 쥔 채 몇 시간씩 걸었다. 수술 후 비로소 죽음과의 사투가 시작된 것이다. 10일 만에 배 안에 꽉 찬 가스가 '풍' 하고 빠져나왔다. 회복의 신호탄이었다. 내 영혼이 깨어나는 소리였다. 생수 한 방울을 넘기는데 메마른 눈에서 눈물이 쏟아졌다.

수술 결과는 희망적이었다. 다른 장기에 전이가 되지 않았고 횡행결장 부위만 몇 미터 잘라냈다고 했다. 그 후 매달 일주일씩 입원해 항암 치료를 받았다. 치료를 받을 날짜와 시간을 1년 동안 단 한 번도 어기지 않았다. 그 후 배변이 정상으로 돌아왔다. 물론 요구르트와 식이음료가 주식이었다.

담당 주치의가 내게는 신이나 다름없었다. 난 의사 뒤를 졸졸 따라다녔다. 항암제 링거도 마지막 한 방울까지 남김없이 마셨다. 그토록 고집불통이었던 내 몸이 혈관을 타고 삶에 순응하는 법을 배워가고 있었다.

집으로 돌아왔을 때, 모든 것이 제자리에 있었다. 마치 나를 기다리고 있었던 듯 집 안에 화초들도 파릇파릇 숨을 쉬고 있었다. 모두가 경이로웠다. 새로 태어난 나도, 변함없이 집 안을 지키고 있는 모든 것들이 내게는 소중했다.

그 후 10년 동안 의사의 처방에 따랐다. 그러나 이게 웬 날벼락일까? 2012년에 갑상선암이 발견되었다. 오른쪽에서 시작된 암이 왼쪽에도 전이되었단다.

두 달 동안 다시 병원 신세를 졌다. 한 번 죽을 고비를 넘겨서인지 오히려 마음이 차분했다. 어떻게 하면 살 수 있는지를 겪어본 경험 덕분이었다. 양쪽 모두 깨끗이 제거한 후 더 이상 암은 발견되지 않았다.

그러나 암 수술 이후 면역력 결핍으로 합병증이 많이 발생했다. 고혈압, 만성 부비동염, 위 식도염, 심장병 등과 함께 살게 되었다. 그 때문에 매일 약을 한 주먹씩 복용하고 있다. 하지만 암을 앓고 난 뒤 나는 주저앉지 않았다. 늦깎이 공부를 하기 위해 대학생이 되었고, 공부를 다 마친 후에는 자격증 취득에 도전하고 있다.

2017년 11월에는 요양보호사 교육을 받고 자격증을 취득했다. 엄마는 강하다는 걸 아들들에게 보여주고 싶은 마음으로 노력한 결과였다. 요양보호사 일을 시작한 지 몇 개월이 되었다. 일을 하면서 새로운 삶과 진정한 행복을 찾았다. 그리고 오래전부터 꿈꿔왔던 작가가 되기 위한 공부도 게을리하지 않고 있다.

내 나이 벌써 예순일곱이다. 비록 내일 죽음이 찾아와도 미래의 작가로 살기 위해 희망의 끈을 놓치지 않으려 한다. 언제부터인가 글을 쓰지 않으면 어둠 속에 있는 것처럼 마음이 답답했다.

비록 지금은 한없이 부족하지만, 먼 훗날 내 삶이 부끄럽지 않았음을 나는 글로써 그려내고 싶다. 2018년 6월에는 대구 〈매일신문〉에서 주최한 '매일신문 시니어 문학상'을 받았다. 그때 비로소 나도 뭔가 할 수 있다는 자신감이 생겼다. 암은 내게 새로운 삶을 주었을 뿐만 아니라, 이 세상이 얼마나 소중하고 아름다운지를 알려주었다. 희망은 절실한 사람에게 미소를 짓는다는 것도 이제는 알게 되었다. 내일의 밝은 태양을 기다리며 나는 두 주먹을 불끈 쥔다.

연어는 어머니 배 속에 있을 때부터 먼 바닷길을 거슬러 돌아왔다. 고향 남대천까지 오는 길은 험난하지만 삶을 회귀해 고향을 향한다. 인간 생명의 근원은 어머니였다. 나도 죽음의 끝에서 어머니 품속으로 다시 돌아와 내 자녀들에게 찬란한 봄의 이야기를 해주어야겠다. 인생의 물 폭포에 마냥 떠내려가지 않고 역류해 살아가는 초록의 비상(飛翔)을 들려주어야 한다.

아픈 엄마를 위해 처음으로 낸 용기

권재령

난 다큐 프로를 즐겨 본다. 사람 사는 게 왜 이렇게 궁금한지 예능 프로는 보지 않지만 사람 사는 이야기는 즐겨 본다.

왜 그럴까. 딱히 재미있지도 않은데. 그저 나보다 불행한 사람을 찾고 싶은 건지, 아님 짜여진 각본이 아닌 그저 사람의 진실됨을 느끼고 싶어서인지. 혹 감정이 점점 메말라가는 게 느껴져 그런 프로를 통해 찾고 있는 것일지도 모른다.

다큐를 볼 때나 라디오를 들을 때 항상 방송 후반에 나오는 광고가 있다. 어디 사연 보내고 당첨되면 상품이 있다는 말. 그걸 본 사람들은 온갖 구구절절한 사연은 다 동원해서 글을 올린다. 내용이야 비슷비슷하다. 전형적인 '집에 아픈 사람이 있어요', '가정사가 불행해요', '집이 망했어요' 등등….

그때마다 난 그저 콧방귀를 뀔 뿐이었다. 왜냐하면 내가 그런 일들을 다 겪어봤으니까.

내 인생은 그 모든 것이 거쳐 간 정말 다이나믹한 인생이랄까. 난 가끔 그런 생각이 든다. 버스를 탔는데, 종점에는 도착을 못 하고 계속 그 주변을 빙빙 도는 느낌. 내리고 싶은데 내리지도 못하고, 수많은 역에 잠시 정차할 수밖에 없는 인생. 그래서 두렵다. 다음에는 어떤 정거장에 내릴지. 그곳은 좋은 곳일지, 아니면 아무것도 없는 황무지일지….

내가 이 정도인데 엄마의 삶은, 심정은 더할 것이다. 엄마가 바로 그 모든 일을 직접 겪고 해결한 당사자니까.

가끔 그런 생각이 들었다. 라디오에 보내볼까. 좋아하는 연예인 팬싸 사연에 보내볼까? 내 인생 누구보다 극적인데. 하지만 그러지 못했다. 너무 드라마틱해서 누가 보면 지어낸 것 같은 전형적인 소설 속 이야기라 내가 생각해도 지어낸 것 같아서. 또 한편으로는 동정표를 받고 싶지 않아서일 수도 있다.

우리 엄마는 내가 봐도 참으로 불쌍한 사람이다. 어릴 때 아빠의 사업 실패로 인해 집이 망해버리고 어떻게든 살아보겠다고, 외할아버지한테 돈 빌려서 피아노 학원을 시작했다. 다행히 학원은 잘됐지만, 우리는 집이 없었다. 아빠의 계속된 사업 실패 때문에 엄마가 집을 얻으면 얻는 족족 빚쟁이가 찾아와서 쫓겨나야 했으니까.

드라마 속 빨간 딱지, 극중 극한 상황의 전개를 위해 나오는 흔한 레퍼토리지만, 나에게는 매우 익숙하다. 극 중에서는 빨간 딱지가 붙으면 가족들이 주저앉아 뒷목 잡고 쓰러지고 울고불고 하지만, 난 아니었다. 우리 집은 언제라도 넘어갈 것이라는 걸 알았기 때문일까. 난 그저 마음의 준비를 항상 하고 있었다. 딱지가 붙으면 '아, 때가 왔구나' 하는 느낌이었다. 그런 생각을 항상 가지고 있던 그때, 난 고작 열 살이었다.

슬프지도 않았다. 어린 마음에 이제 내 물건이 아니구나 하는 정도랄까. 빨간 딱지가 붙은 냉장고를 여는데, 이제 우리 집 것이 아닌 것 같아 어제 사다 놓은 아이스크림을 못 꺼내겠어서 식탁 위에 앉아 밥 먹는 아빠에게 물어봤다.

"아빠, 냉장고 열어도 돼요?"

아빠는 "당연하지"라고 말했다. 그때는 그저 '다행'이라고 생각했지만, 훗날 돌이켜보면 아빠는 마음이 아팠을 것이다. 하지만 현재까지도 미안한 마음이 들지 않는다. 우리 아빠는 그 당시에 책임감이라고는 전혀 없었으니까.

매일 술 먹고 와서 신세한탄만 할 뿐이었다. 물건만 안 집어 던지면 다행인 정도였다. 동네 사람들도 밤에 시끄러운 소리가 나면 당연히 '또 그 집이구나' 하고 생각했을 것이다.

그때는 정말 싫었지만, 지금 와서 생각해보면 한편으로는 아빠가 불쌍하다고 느껴질 때가 있다. 이것도 현재의 생활이 꽤 여유로워졌다는 뜻이겠지만, 그 당시 우리 아빠는 어린 내가 보기에도 하는 일마다 안 풀리는 게 보였으니까.

결국 내가 중학교 때 부모님은 이혼하셨다. 그리고 아빠가 빠진 우리 집의 모든 생계는 다 엄마의 몫이 되었다. 차라리 다행이다 싶었다. 아빠가 없으니까, 그래도 덜 불행하지 않을까 싶어서.

부모님이 이혼하시고 오히려 난 밝아졌다. 참 아이러니하지 않은가. 누구는 부모님이 이혼하셨다고 울고불고 가출하고 난리를 치는데, 난 좋았다. 왜냐하면 밤이 더 이상 두렵지도 않았고, 빚쟁이가 찾아올까, 등하교 때 눈치 보지 않아도 됐으니까. 그때부터였다. 항상 움츠리고 걷던 내가 조금씩 허리를 펴고 걷기 시작한 게.

누군가 나에게 제일 존경하는 사람이 누구냐고 물어보면, 난 자신 있게 "우리 엄마요"라고 대답할 수 있다. 남들이 봤을 때 그리 대단한 인물은 아닐지 몰라도. 우리에게 엄마는 누구보다 열심히 사는 슈퍼우먼, 소머즈 같은 여자니까.

여자 혼자의 힘으로 두 딸을 키우는 게 많이 힘들었을 것이다. 엄마가 점점 약해지는 것이 눈으로, 몸으로, 감정적으로 느껴졌으니까. 혼자 모든 것을 짊어지면서도 웃음을 잃지 않았던 우리 엄마는 너무 무리했던지 너무 자신을 돌보지 않았던지 잔병치례도 숱하게 겪어야만 했다. 나열하자면 끝도 없다.

유방암 2번, 교통사고로 인한 팔 절단, 혹 제거, 그리고 난소암까지. 이 정도면 혹 제거가 애교 수준으로 느껴지지 않는가. 엄마 자신도 그랬나 보다. 혹 제거하신 바로 다음 날 바로 일을 하러 나가셨으니까.

남들은 한 번 걸리면 큰일 난다는 유방암 수술과 항암 치료도 몇 년 동안 했지만, 엄마는 우리 앞에서는 힘든 내색이나 아픈 내색을 하지 않고 항상 밝게 웃으셨다. 그래서 나는 가끔 '아, 엄마가 괜찮으신가 보다' 하고 생각했었다. 어리석고 우둔한 생각이었지만.

항상 병원에서는 최소한 며칠은 입원해야 한다고 했지만, 엄마는 그저 그럴 수 없다며 웃어 보일 뿐이었다. 지금 이 수기를 작성하면서 그때를 떠올려보면, 우리 엄마는 한 해를 무탈하게 넘어갔던 적이 없었던 것 같다. 괜찮아질 만하면 꼭 암이 찾아오거나 사고가 났다. 그때마다 엄마는 아무렇지 않게 이겨냈다. 너무나 담담하게.

너무 자주 이런 일이 터지고, 또 엄마가 잘 이겨내서 그랬던 걸까. 나는 엄마가 정말 별로 아프지 않은 줄 알았다. 나에게 암이 별거 아니라고 느껴지게 만들었던 사람이 우리 엄마였다.

어느 날 내 친구가 울면서 전화를 했다. 엄마가 아프다고, 유방암이라고.

난 솔직히 친구의 말에 별로 공감이 가지 않았다. 그게 울 만한 일인가? 심지어 친구 어머니는 2기라는데, 우리 엄마는 3기말이었던 데다 수술도 두 번이나 했었는데. 더군다나 지금은 난소암 투병 중인데, 살 확률이 30%밖에 안 되고, 수술이 잘 끝나더라도 앞으로 5년이라고 했는데.

근데 뭐 하러 가뜩이나 슬프다는 친구에게 이런 이야기를 하겠나. 내 불행으로 인해 남이 위로받는 걸 좋아하는 사람이 어디 있다고, 그저 겉으로만 위로해줄 뿐이었다. 속으로는 아니었지만, 솔직히 진심으로 위로해주고 싶지가 않았다.

역시 남의 일은 남의 일이라고, 내 주변 사람들은 초반에만 '어떡하니' 하고 걱정하다가 나중에는 별로 신경 써주는 사람도 없었다. 그저 해프닝으로 여길 뿐. 남에게 내 이야기는 그저 술 먹으면서 안주 삼아 이야기할 수 있는 거리에 지나지 않는다. 그래서 나도 더 이상 이야기하지 않았다. 괜찮은 척했다. 어쭙잖은 동정심, 며칠이면 없어질 동정심 받아봐야 마음의 상처만 더 늘어날 뿐이니까.

그런데 아무리 생각해봐도 억울한 감정은 지울 수가 없다. '왜 우리 집은 이렇게 힘들지?', '왜 매번 이렇게 일이 터지는 거야?',

'왜 우리 엄마는 항상 이렇게 아픈 거지?'

이번에도 아무렇지 않게 넘어갈 것 같던 우리 엄마는 한계가 온 듯하다. 더 이상 인내할 힘과 이겨낼 힘이, 의지가 남아 있지 않은가 보다. 배에 복수가 계속 차서 숨도 고르게 쉬지 못하고, 누울 때마다 힘겨운 신음소리만 내는 엄마를 더 이상 지켜보기가 힘들다.

이미 병원에서 마음의 준비를 하라는 말을 들었던 나이지만, 그게 어디 쉬운가? 우리 엄마인데, 누구보다 열심히 살았는데. 빨리 졸업하고 취직해서 효도하고 싶은데. 난소암 판정을 받은 날, ○○병원 홀에서 대기를 하면서 우리 가족은 그저 하염없이 눈물만 흘렸다. 먼저 나서서 말을 꺼내는 사람이 없었다. 어느덧 정적이 흐르고, 엄마가 나에게 한마디했다.

"우리 딸들이랑 여행도 가고 싶고, 맛있는 것도 먹고 싶은데 너무 아쉽다. 더 많은 걸 해보지 못한 게 후회스럽다."

난 이때 엄마 입에서 후회스럽다는 말을 처음 들어봤다. 난 아무런 말도 하지 못하고, 엄마에게 화장실 다녀온다고 하고는 화장실에서 오열을 했다. 살면서 모르는 사람들이 그렇게 많이 지나다니는 곳에서 오열을 한 건 처음이었다.

부끄러움도 느껴지지 않았다. 그저 이 시간이 다 꿈이기를 바랄 뿐이었다. 수술을 하고 병원에서 약 한 달을 지내는 동안 나의 유일한 휴식처는 비상계단이었다. 그곳에서는 유일하게 마음껏 울 수 있었으니깐. 마음의 준비를 하라던 의사 선생님은 수술이 끝난 후 다행히 수술이 잘되었다며, 몸 관리를 잘하라고 말씀하셨다.

"아무런 일도 하지 마시고 푹 쉬셔야 합니다."

하지만 엄마는 그러지 못했다. 타고난 책임감과 생계 때문에 몸이 좀 나아졌다 싶으면 차로 몇 시간을 달려 강의를 하러 가셨다. 하지 말라고 말해보았지만, 소용이 없었다. 이런 말 해봤자 엄마한테는 철딱서니 없는 자식의 투정으로만 들릴 뿐이었다.

사람이 참 무서운 게 엄마가 당장이라도 돌아가실 것 같을 때는 모든 게 다 끝난 것 같았는데, 엄마가 몸이 조금씩 괜찮아지자 다시 일상으로 돌아갔다.

하지만 그사이에 또 무리를 해서일까. 엄마 몸속에 암세포가 또다시 생기고 말았고, 배는 다시 불러오기 시작했다.

마음이 아프다. 내가 학업 때문에 멀리 있는 것만 아니면 밥이라도 챙겨드릴 텐데.

엄마를 도와드릴 수 없는 답답한 마음에 내가 뭐라도 할 수 없을까 하는 중에 이번 응모를 보게 되었다. 솔직히 당첨될 거라는 기대는 하지 않는다. 세상엔 우리보다 더 불행한 사람들도 있을 테니까. 그저 뭐라도 해야 한다 싶었을 뿐, 가만히 있기만 하면 변하는 것은 없을 테니깐.

내가 지금까지 살면서, 그동안 엄마를 계속 지켜보면서 여러 번 응모를 해볼까 고민했었다. 하지만 이 너무나 소설 같은 사연을 사람들이 믿어주지 않을까 봐, 혹은 자존심 때문에 한 번도 시도 해본 적이 없다. 하지만 이번에는 아픈 엄마를 위해 처음으로 용기를 내보려 한다. 꼭 당첨이 되지 않더라도 이런 간절한 내 마음이 하늘에 닿아 엄마의 병이 하루라도 빨리 나았으면 하는 마음으로.

난 엄마가 아프지 않았으면 좋겠다. 내가 자리 잡기 전에, 내가 효도해드리기 전에 건강해지셔서 지금까지 우리를 돌봐주시고 키워주신 것 제대로 갚고, 엄마 행복한 모습을 꼭 볼 수 있기를 기도한다.

저도 사랑받고 싶은 여자랍니다

신현례

1차 유방암, 2차 유방암, 교통사고, 난소암 3기 투병기

나는 1967년 1월 21일 새벽에 충북 미원면 기암리에서 농사를 짓는 부모님의 2남 2녀 중 셋째로 태어났다. 어렸을 때는 찢어지게 가난했던 기억만이 남아 있다.

"부지런해야 먹고산다."

가난한 소작농이었던 부모님은 농사철이면 일찍 일어나 새벽일을 나가셨고, 그렇게 악착스레 일을 하셔서 우리 4남매를 잘 키우셨다. 나는 어려서부터 부모님의 영향을 받아 새벽 일찍 일어나는 습관을 들였고, 지금도 누구 못지않게 부지런하게 살고 있다.

오빠와 동생을 대학에 보내려면 여자인 내가 양보를 해야 한다며 대학 진학은 꿈도 꾸지 못하게 하셨던 아버지. 하지만 나는 누

구 못지않게 열심히 공부를 해서 청주대학교 사범대학 음악교육과에 수석으로 입학해 4년 장학금을 받음으로써 부모님의 걱정을 깨끗이 해소해드렸다.

대학에 입학하면서부터 나는 그야말로 꽃길을 걷기 시작했다. 졸업 후에 잠시 고등학교 음악 선생님이 되었지만, 결혼하면서 남편의 직장과 학교가 너무 멀어 그만두고 피아노 학원을 운영하면서 노래 강사가 되었다. 노래할 수 있는 곳이면 가리지 않고 달려갔다. 한창 잘나갈 때인 삼십대에는 월평균 800만 원 이상을 벌기도 했다.

그룹사운드로 10년 가까이 봉사 활동도 했다. 도청, 시청 할 것 없이 거의 날마다 돌아다니면서 라이브 콘서트를 했고, 토요일이면 모금 공연을 해서 사랑의 리퀘스트에 기부도 많이 했다. 하루에 잠자는 서너 시간만 빼고 정말 부지런히 일했다.

그런데 이게 무슨 날벼락인가? 불혹의 문턱에서 마주친 시련은 혹독하기만 했다. 남편은 행복한 가정을 꿈꾸던 나에게 공장 부도로 20억 원이 넘는 빚을 떠안겼다. 소설이나 텔레비전 드라마에서나 보았던 법원 딱지가 우리 집 살림살이 하나하나에 가혹하게 붙어 있는 모습을 보았을 때 정말 눈앞이 캄캄했다. 어떻게든 살아야 했기에 남편과 합의이혼을 했고, 어린 두 딸을 내가 키우기로 했다.

빚을 갚기 위해, 두 딸을 키우기 위해 나는 하루 스무네 시간이 부족할 정도로 열심히 일했다. 조금씩 빚을 갚아가며 절망의 수렁에서 벗어나기 시작하는데, 어느 날 식은땀이 흐르고 극심한 피로감에 이천에 있는 산부인과를 찾아갔더니 서울 큰 병원으로 가라고 했다. 서울에 있는 ○○병원에 가서 청천벽력 같은 소리를 들었다.

"유방암 1기네요. 유방암은 전이가 빠른 독한 병입니다. 다행히 일찍 발견되었으니 이제부터 무리하지 말고 치료에 전념해야 합니다."

나는 아픈 것도 문제지만 당장 일을 못 하게 되면 돈을 벌지 못해서 집안이 엉망이 될 것이 뻔했기에 의사 선생님께 간곡히 사정을 했다.

"선생님, 제가 일을 못 하면 어떻게 하죠? 제가 일을 못 하면 우리 가족은 당장 죽을 지경이에요."

나는 답답한 사정을 이야기라도 해봐야 겨우 살 것만 같아 지푸라기라도 잡는 심정으로 울면서 하소연을 했다.

"직업이 뭔가요?"

"음악 원장입니다. 노래 강사를 하고 있어요."

그러자 의사 선생님은 얼굴에 환한 미소를 지었다.

"정말 다행이네요. 노래를 하신다니까 좀 더 희망이 있어요. 그럼 이제부터는 돈만 벌기 위해 노래하지 말고, 병을 치료하기 위해 더 열심히 노래를 하면 좋겠네요."

의사 선생님은 실제로 병을 치료하기 위해 밝고 즐거운 노래를 자주 부르라는 처방을 내리고 효과를 본 적이 많았다고 했다. 내가 노래를 가르치는 일을 한다고 하니까 더욱 즐겁게 하라고 했다. 내게는 어둠 속에 비치는 한줄기 빛이었다. 지옥의 수렁에서 나를 지켜줄 유일한 희망의 끈이었다.

나는 더욱 열심히 일을, 아니 신나는 노래를 불렀다. 일도 하면서 병 치료에 전념할 수 있다는 것이 큰 위안이었다. 워낙 사람들 앞에서 노래를 가르치고, 노래를 부르는 것을 좋아하다 보니까 더욱 신이 났다.

하지만 항암 치료를 하면서 머리카락이 빠지기 시작했다. 가수이자 노래 강사로 대중 앞에 서야 먹고사는 나에겐 치명타였다. 하지만 나는 마음을 독하게 먹고 머리를 짧고 산뜻하게 자르고 무대에 서기 시작했다.

"와, 커리어우먼 같아요."

"선생님 옆에 있으면 에너지를 팍팍 받는 느낌이에요."

내가 짧은 머리를 한 사연을 모르는 이들이 좋게 봐주는 게 좋았다. 생활력이 강하고, 활발한 성격이라며 나를 믿고 따라주는 이들이 늘어났다.

멋진 무대에서 노래 부르는 것을 꿈꾸던 가수 지망생이었던 내가 시골 마을에 먼지 풀풀 날리며 노래 강습을 나가는 것을 아는 동료나 선후배들이 안쓰럽게 보기도 했다.

"힘들지 않아? 돈도 되지 않는 일을 왜 그렇게 해?"

"이제 좀 폼 나게 살면 안 될까? 작은 일은 내려놓고 좀 더 큰 일을 해보자."

나는 그럴 때마다 이렇게 말했다.

"나는 노래가 좋아. 노래를 좋아하는 사람이 있는 곳이라면 어디든지 가야 한다는 게 내 신념이야. 나도 좋고, 나 때문에 좋아하는 이들을 보는 것만큼 행복한 일이 또 어디 있겠어?"

시골에서 30명이 넘는 노인들에게 노래를 가르치는 것은 돈으로 따지면 학원에서 한두 명 가르치는 것만도 못한 벌이다. 하지만 불편한 몸을 이끌고 노래를 배우며 삶의 활기를 찾았다는 어르신들을 만나면 그 어떤 가치로도 따질 수 없을 정도로 마음이 훈훈하게 좋다. 시골 마을에서 어르신들 앞에 설 때마다 나는 오버를 해서라도 더욱 활기찬 모습으로 인사를 드리곤 했다.

"몸도 생각해서 힘든 일은 그만하고 이제 돈이 되는 일에 전념하자."

주변 사람들이 이렇게 말할 때마다 나는 한 귀로 흘려버렸다. 세상은 돈을 버는 것도 중요하지만 그보다 더 가치 있는 일도 있다는 믿음이 컸기 때문이다.

그러던 어느 날, 내게 또 큰 시련이 찾아온다. 새벽에 일을 나갔다가 밤늦게 돌아오면서 깜빡 졸음운전을 했나 보다. 눈 깜짝할 사이도 없이 차가 뒤집힌 상태로 100미터가량을 미끄러져 간 느낌이 들었을 뿐이다.

'아, 이대로 죽는가 보다.'

얼마의 시간이 흘렀을까? 겨우 정신을 차리고 눈을 떠보니 차는 뒤집어진 상태였고, 왼쪽 팔의 감각이 사라졌고, 눈을 돌려보니 팔 하나가 차 밑에 깔려 있었다.

'이대로 죽을 수는 없다!'

팔뚝이 떨어져 나간 통증을 느낄 새도 없이 나는 4시간 안에 팔을 붙이면 다시 팔을 사용할 수 있다는 생각을 떠올리며 구조대를 기다렸다.

마침내 구조대가 왔고 유리 파편이 내 몸으로 튈까 봐 조심스럽게 담요로 덮은 채 찌그러진 차량의 유리창을 망치로 깨뜨려 나를 꺼내고 있었다.

나는 그 와중에도 떨어져 나간 내 팔을 24시간 안에 수술만 잘하면 다시 붙일 수 있다는 생각을 했다.

"제 팔도 가져가야 돼요."

구조대원들은 나를 꺼내는 데 급급한 나머지 떨어져 나간 팔뚝을 챙길 겨를이 없었다. 내 몸만 담요로 덮은 상태에서 급하게 깨뜨린 유리 파편이 떨어져 나간 팔뚝 곳곳에 박혀 있었다고 한다. 급하게 ○○병원으로 옮겨져 수술을 받았다.

팔뚝에 박힌 유리 파편을 빼내는 데만 두세 시간이 걸렸는데, 엄청난 신경이식 수술을 해야 했고, 다 부서진 뼈를 맞춰야 했기에 그 어느 수술보다도 힘이 들었다고 한다. 접합수술에 부족한 살을 보태기 위해 뱃살을 도려내야 했다.

뛰어난 의료진의 수술에도 불구하고 유리 파편이 꽂혀 있던 팔이라 완벽한 복원이 힘들었다. 지금 내 팔이 정상이 아닌 이유가 여기에 있다. 지금은 뼈가 부서져서 뼈주사도 계속 맞고, 장애 3급으로 살아가고 있다. 정말 가혹한 시련이다.

몸이 정상이 아니다 보니 두 딸을 챙길 수가 없었다. 아침밥도 그렇고, 살림도 그렇고, 무엇 하나 제대로 해줄 수 있는 것이 없었다.

그래서 평소에 두 딸이 마음에 품고 있으면서도 엄마 눈치 보느라 말을 못 했던 중국 유학을 결정했다. 무엇보다 당장 환경의 변화가 필요했다. 어차피 한국에 있어도 기숙사에 보내야 할 형편이라 이왕이면 더 큰 세상에서 놀아보라며 아이들의 미래를 위해 선택한 결정이었다.

두 딸을 중국으로 유학 보낸 나는 양평으로 이사했다. 얼른 양평에 자리를 잡기 위해 라이브 바를 개업했고, 불편한 팔이지만 두 손으로 피아노도 하루 7~8시간씩 칠 수 있었다. 사람들은 내가 팔에 깁스를 한 상태에서 가게를 시작한 것을 보았기에 내가 피아노 연주하는 것에 더욱 열광을 해주었다.

그렇게 나는 다시 오뚝이처럼 일어났다. 오전에는 노래 강사로, 오후에는 콘서트로, 저녁에는 노래 카페를 운영하며 눈떠 있는 시간은 모두 다 노래를 부르며 돈을 벌기 위해 노력했다.

그러던 어느 날, 또 숨이 가빠오기 시작했다. 이미 4년 전에 겪었던 일이라 아무렇지 않게 병원에 들렀다. 처음에는 오른쪽이었는데, 이제는 왼쪽에 유방암이 또 생겼다는 진단을 받았다.

다시는 항암 치료를 하지 않겠다던 나는 그 자리에서 펑펑 울기 시작했다. 하지만 어쩔 수 없이 방사선 치료를 받아들일 수밖에 없었다.

"다행히 이번에도 초기네요. 치료만 잘하면 아무 이상이 없겠습니다."

"선생님, 저는 일을 해야만 해요."

"일을 하지 말라는 것이 아니라 무리하지 말라는 거예요. 치료는 빼먹지 말고 받으시고요. 지금 치료하지 않으면 저도 장담할 수 없어요."

엎친 데 덮친 격으로 카페에 문제가 생겨 권리금도 건지지 못하고 문을 닫아야 했다. 그 과정에서 너무 스트레스를 받아서인지 당뇨병 진단까지 받았다. 그나마 당뇨병도 초기에 발견해서 다행이라는 위로를 받아야 했다. 그런 과정에서 입이 돌아갔고, 우울증이 밀려와서 시달리다가 어떻게든 살아야 해서 용문에 가게를 또 열었다.

낮에는 노래 강사로, 밤에는 카페 사장으로 돈을 벌기 시작했다. 삶의 고통을 이기기 위해 작사와 작곡을 하고, 책도 쓰고, 음반도 만들면서 끊임없이 노력했다.

그나마 다행인 것은 두 딸아이가 잘 커주었다는 것이다. 큰딸은 4년 전액 장학금으로 대학을 졸업한 후에 귀국해서 국민대학교 대학원에 진학했고, 작은딸은 중국에서 4년 전액 장학생으로 엄마의 경제적 부담을 덜어주며 학업에 전념하고 있다. 아직 아이들은 내 도움이 절실히 필요할 때이다.

이제 2년만 더 고생하면 아이들도 자립하게 될 것이고, 그때는 나도 인생을 즐겨야겠다고 생각했다. 어느덧 지천명의 2016년, 이게 또 무슨 날벼락이란 말인가?

어느 날 배가 부풀어 오르고 숨이 너무 차서 병원을 찾았더니 배에 물이 차서 그렇다고 했다. 이번에는 ○○병원부터 찾았더니 병실도 없고, 환자가 많이 밀려 있어서 6개월 후에나 받을 수 있다고 해서 지인의 도움으로 삼성의료원에 가서 계속 물을 빼기 시작했다.

그러던 중에 또 하늘이 무너지는 소리를 들었다.

"난소암 3기네요. 숨이 찬 것은 지금 폐에 물이 차 있어서 그런 것이니 충분한 휴식과 꾸준한 치료가 필요합니다."

"난소암이라뇨? 제가 왜?"

난소암은 유방암, 자궁암과 함께 3대 여성암으로 꼽힌다고 한다. 초기에 발견하면 완치율이 높지만, 특별한 증상이 없어 발견이 쉽지 않아 진단 시에는 거의 다 3기, 4기인 경우가 많다고 한다. 내가 바로 그 경우에 속한다고 했다. 눈앞이 캄캄해졌다.

지금 나는 난소암 3기 환자로 항암 치료를 받고 있다. 반복적인 항암제 투여로 내성 및 부작용이 발생해서 치료에 어려움을 겪고 있다. 하지만 지금도 2년이 넘도록 항암 치료를 받아야 하는 입장이다. 참으로 암담한 현실이다. 오죽 답답하면 사전에서 '운명'이라는 단어를 다 찾아봤을 정도이다. 인간의 힘으로는 도저히 어쩔 수 없는 그 무엇을 운명이라고 하나?

"어차피 인간의 힘으로 할 수 없는 것이 있다면 그것은 운명의 영역으로 돌려놓고, 나는 내가 할 수 있는 최선의 일을 하자. 항상 웃으며 살자."

지금 나는 이 말을 좌우명으로 새겨놓고 아무리 가혹한 운명이라도 내가 웃으며 사는 것까지는 어쩌지 못할 것이라 믿으며 항암 치료에 임하고 있다.

'저도 사랑받고 싶은 여자랍니다.'

간혹 이런 문구가 떠오를 때면 쓴웃음을 삼키곤 한다. 나도 사랑받고 싶은 여자이기 때문이다. 하지만 50년이 넘는 내 인생은 사랑받는 여자의 삶과는 거리가 먼 길로 돌아가고 있다. 지금 나는 두 딸의 엄마로 난소암 3기라는 가혹한 시련을 맞고 있다. 지속적인 항암 치료로 머리가 빠져 한여름에도 가발을 눌러쓴 채 땀 흘리며 일해야 하는 상황에 처해 있다.

나도 잘 안다. 완치를 위해서는 일을 그만두고 요양하며 마음 편히 치료에 임해야 한다는 것을. 하지만 현실이 그렇지 못한 것을 어찌해야 할까? 지금 내가 당장 일을 그만두면 치료비는 어떻게 하고, 아직 사회 초년생인 두 딸의 인생은 어찌해야 할까?

어느덧 노래 강사로 활동한 지 25년이 되어간다. 그동안 노래교실에서 만난 사람들이 노래를 통해 삶의 활기를 찾아가는 모습을 보면서 나 역시 정말 힘든 줄 모르게 살아왔다. 가슴에 맺힌 한이 많아서 노래를 부르다 눈물을 흘리는 사람들을 많이 만났다.

"내 가슴속에 있는 한을 책으로 펴내면….'

그때마다 그들은 이렇게 말하곤 했다. 정말 누구나 가슴속에 있는 한을 책으로 펴내면 수십 권이 될 정도로 이야기는 많다. 그러나 정작 그 한을 끝까지 풀어낼 수 있는 사람은 많지 않다. 그런

데 어쩌다 가슴속에 있는 한을 다 풀어낸 이야기를 접하면서 그
것을 통해 치유 효과를 얻는 경우가 많다.

'아, 힘든 것은 나만이 아니구나.'

'삶이 힘들어도 이렇게 열심히 사는 사람도 있는데 나는….'

어쩌면 내가 지금 용기를 내서 이 글을 쓰는 이유도 여기에 있
는지 모르겠다. 누군가 이 글을 읽고 '세상에 이렇게 힘든 상황에
서도 열심히 사는 사람이 있구나'라고 위안을 얻을 수 있다면 그
것만으로도 충분하다는 욕심으로 가슴속에 담긴 이야기를 풀어
본다.

기쁨은 나누면 배가 되고, 슬픔은 나누면 반이 된다고 했던
가? 지금은 난소암 3기로 폐에 물이 차서 숨을 쉬기조차 힘든 상
황이다. 폐에 관을 꽂아 지금도 물을 빼고 있다. 하루에 1리터 이
상을 빼는 고통의 연속이었다.

하지만 오늘도 돈을 벌어야 해서 임시방편으로 호스를 빼고 무
대에 서며 삶의 희망을 놓지 않고 있다. 병원에서는 숨이 차면 폐
에 물이 고일 수 있으니 다시 응급실로 오라고 했다. 그리고 며칠
후에 폐 사진을 찍으라고 했다. 지금은 병원에 갈 날짜를 기다리
며 살고 있다.

1차 유방암, 2차 유방암, 한 팔을 잃을 정도로 가혹했던 교통사
고에 이어 내 앞을 가로막고 있는 난소암 3기도 어떻게든 이겨낼

것이라 나는 믿고 있다. 그러기 위해서는 난소암 3기라는 병보다 내 가슴을 더 억누르고 있는 경제적인 부담을 벗어던져야 하는데, 그렇지 못한 안타까움을 담아본다. 내가 더 이상 돈 욕심 부리지 않고 항암 치료에만 전념할 수 있는 날이 왔으면 하는 소망을 전해본다.

결코 짧지 않은 글을 끝까지 읽어주신 모든 이에게 감사드린다.

5장

아픔을 딛고 일어나
희망의 나라로

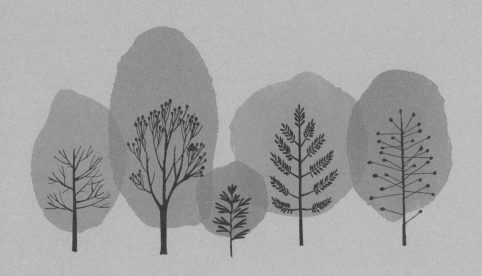

사람은 행복하기로
마음먹은 만큼 행복하다

김선영

2017년 8~9월쯤부터였나 보다. 오른손과 오른손목의 통증이 너무 심해 밤에 잠을 이룰 수가 없었다. 일을 너무 많이 해 팔에 근육이 뭉쳐서 아픈가 했다. 그래서 마사지를 받고, 한의원을 가고, 정형외과를 가서 약을 탔다. 하지만 통증은 잡히지 않았다.

2017년 11월. MRI 검사를 받았다. 내 팔에 뭔가 있다는 것을 알게 됐다. 조직검사도 받았다. 육종암이라는 것을 처음 알았다.

2017년 12월. 12시간에 걸친 대수술을 받았다. 오른팔, 오른쪽 겨드랑이 임파선, 오른쪽 다리. 오른쪽 다리에서 안 쓰는 신경을 꺼내 암이 점령한 오른팔 신경에 이식하는 수술을 받았다. 우리나라 의술에 감탄을 했다.

2018년 2~4월. 34회에 걸친 방사선 치료를 받았다.

2018년 4월. 방사선 치료가 끝나고 시행한 검사에서 그동안 보이지 않던 폐에 자잘한 무언가가 보인다고 했다. 2개월 후에 다시 검사를 하자고 했다.

2018년 6월. 결국 전이 판정을 받았다. PET-CT를 찍으니 폐와 오른쪽 임파선에 전이가 되었다. 근골격종양외과에서 종양내과로 과가 바뀌었다.

2018년 7월. 항암을 시작했다. 독소루비신과 라트루보를 함께 맞았다.

2018년 9월. 독소루비신과 라트루보 4사이클이 끝났다. 암은 그대로였지만 더 진행이 안 된다는 건 좋은 반응이라고 했다.

2018년 10월. 독소루비신은 더 쓰지 않고, 라트루보만 3주에 한 번씩 쓰기로 했다.

2018년 11월. 나는 아직 잘 살아 있고, 몸에 나쁜 암 덩어리가 있지만 항상 씩씩하다.

암이 발병하고, 내 방에 앉아 주변을 쭉 둘러보았다. CD, DVD, 책, 텀블러와 굿즈들, 피규어, 뮤지컬 브로슈어들. 내 눈에는 보물, 부모님 눈에는 쓰레기인 것들이 잔뜩 있었다. 만약 '내가 부모님보다 먼저 죽으면 어떻게 하나'라는 생각이 들었다. 그러니 갑자기 모든 게 부질없다고 느껴졌다. 중고나라를 통해 올릴 수 있는 건 죄다 올렸다.

이건 나름대로 쏠쏠한 부수입이 되었다. 내 보물이 얼굴도 모르는 구매자의 보물이 되었다. 무소유의 삶을 몸소 실천하게 되었다.

육종암은 후유증이 남는다. 몸 전체 연부조직(신경, 근육, 지방, 뼈 등)에 생기는 암이라 수술을 하고 나면 장애가 남는다. 나 같은 경우에는 오른팔에 생겼다. 나는 오른손잡이였다. 그 오른손에 장애가 생기니 여러 가지가 불편해졌다. 왼손으로 밥을 먹어야 했다. 숟가락은 그렇다 쳐도 젓가락은 꽤 힘들다. 외국인들이 우리나라 사람들 젓가락으로 쌀 집는 걸 보고 감탄하는 이유를 알 것도 같다.

양치도 왼손으로 해야 한다. 화장실에서 뒤처리도, 마우스를 잡을 때도 왼손으로 해야 한다. 왼손으로 과일을 깎는 것과 연필을 잡고 글자를 쓰는 건 많은 노력이 필요하다.

결국 나는 장애 판정을 받았다. 지체장애 4급이다. 멀쩡하게 태어났어도 장애는 얼마든지 생길 수 있다. 우리나라는 살기 좋은 나라다. 많은 장애인 혜택에 위안을 삼는다.

항암은 내 인생을 살아오면서 가장 힘든 경험이었다. 너무 힘들어서 그런지 몰라도 다시는 이 고통을 겪기 싫을 정도이다. 인간

은 망각의 동물이라 돌아서면 잊는다고 하지만 이건 트라우마로
남았다.

항암을 하며 머리카락이 참 드라마틱하게 빠졌다. 한 줌, 한 뭉
텅이씩 빠지다가 어느 날 머리를 감는데 그 샤워기 물살에 머리
카락이 다 빠져버렸다. 빠진 머리카락은 머리에서 지들끼리 엉켜
있었고, 욕실 바닥을 까맣게 뒤덮었다.

결국 엄마에게 도움을 요청해 머리에 엉켜 있는 애들을 싹 다
잘라버리고 말았다. 미용실에 가서 깨끗하게 밀었다. 빡빡머리가
된 내가 낯설었다. 마침 여름이어서 시원하다고, 대충 씻으면 되니
오히려 편하다고 낙천적으로 애써 받아들였다.

나는 밀가루 음식을 좋아한다. 설탕이 많이 든 음식도 좋아한
다. 그리고 회도 좋아한다. 라면, 빵, 과자, 아이스크림, 초콜릿, 떡
볶이 등 암이 발병하고 나서 이 모든 건 불량식품이 되었다. 암투
병을 하면서 제일 스트레스는 먹는 거였다. 그게 어떤 맛인지 알
기에 먹고 싶은 욕구는 커져 갔다. 먹는 걸로 스트레스를 받기 시
작했다.

육종암은 먹는 거랑은 큰 상관이 없다지만, 폐로 전이된 나로서
는 신경이 쓰였다. 먹고 싶은 욕구를 꾹꾹 참으며 지내다 그것이
폭발하고 말았다. 라면을 먹었다. 그것도 두 봉지나 먹었다. 먹는
동안 죄책감이 많이 들었다. 그러다 누군가가 따뜻한 물을 많이

마셔서 배출시키라고 했다. 불량식품을 매일 먹지는 않지만, 그 이후 따뜻한 차는 매일 마시는 습관이 생겼다.

동네 피자집 아들이 교통사고로 하루아침에 너무 허망하게 죽었다. 이제 스무 살쯤 되었나. 젊은 영혼이 너무 아까웠다. 그때 나는 암에 대한 내 태도를 바꾸게 되었다. 암은 어떻게 생각하면 마음의 준비를 하고, 주변을 정리할 시간을 준다. 하루의 소중함을 느끼게 해주는 좋은 면만 바라보자고 맘먹었다.

내 인생은 굴곡이 많았다. 지독한 가난이 너무나도 싫었다. 그래서 일에 중독된 채로 살았다. 하지만 돈은 돈대로 모이지 않았다. 잃어버린 것은 내 건강이었다. 매사가 부정적이었다. 타인을 사랑하지 못했다. 사람들이 싫었다. 일어나지도 않은, 일어난 적도 없는 부정적인 생각들만 머리에 가득했다.

신은 그런 나를 돌아볼 수 있는 계기를 마련해주셨다. 한 템포 쉬어 가라. 그런 뜻이었던 것 같다. 병을 알게 된 그 순간부터 제일 도움이 된 것은 가족이었다. 신이 모든 곳에 있지 못해 어머니를 보내셨다는 말이 있다. 그건 120% 공감한다. 수술 후 침대에 누워서 거동 못 하는 다 큰딸 소변도 받아주시고, 꼼꼼하게 닦아주시고, 손과 발이 되어주셨다. 겨울이면 감기를 달고 사시는 분이 아프지도 않으셨다.

"내가 아프면 너를 누가 챙겨주냐"라는 말에 눈물이 핑 돌았다.

몸에 좋은 음식을 끼니마다 챙겨주시고, 당신의 삶을 180도 바꿔서 생활하셨다.

아빠는 또 어떤가. 부처손이 좋다는 말에 비 온 다음 날 활짝 펴진 부처손을 잔뜩 캐 오셨다. 머위가 좋다면 머위를, 영지가 좋다면 영지를 직접 따 오셨다. 컴맹이지만 카카오톡으로 좋은 운동법부터 음식 등 검색해서 엄청나게 보내주신다. 엄마와 아빠는 매일 나를 낫게 하는 데 시간과 노력을 아끼지 않으신다.

나는 매일 신께 감사를 드린다.

'내 가족이 아닌 나에게 아픔을 주셔서 감사합니다. 아직 살아 있게 해주셔서 감사합니다. 왼손을 쓸 수 있게 해주심에 감사합니다. 왕성한 식욕은 거두어가지 않으셔서 감사합니다…'

나에게 생긴 이 병은 내 삶과 우리 가족의 삶 자체를 바꿔놓았다. 여태 살아오던 방식을 버리고, 서로에 대한 태도를 바꾸게 했다. 위기는 기회로 바뀌고, 삶에 대한 마음가짐도 크게 바뀌었다. 링컨은 "사람은 행복하기로 마음먹은 만큼 행복하다"고 했다. 그 단순하지만 실천하기 어려운 진리를 서서히 알아가고 있는 중이다. 나는 매일이 행복하고, 매사가 소중하며, 항상 신에게 감사한다. 그리고 나는 완쾌를 꿈꾼다.

희망의 들꽃으로 일어서라

조연자(가명)

삶을 살아가는 데 행운과 불운은 한 묶음의 선물처럼 찾아온다. 살다 보면 예기치 않은 행운에 들떠 부르르 희열에 떨다가도, 때로는 예기치 않은 불운에 이끌려 나지막이 엎드려 앉은뱅이 들꽃처럼 살아가게 된다. 파도가 휘몰아치는 모래사장과 바위틈에서 낮게 엎드려 줄기를 뻗고 꽃을 피워내는 바다메꽃처럼 말이다.

어린 시절부터 부모님께 인정받는 것을 큰 기쁨으로 여기고 살았던 나는 인생의 크고 작은 선택 뒤에 간호사라는 타이틀에 맞춰지고 재단되어 제법 자부심을 갖는 삶을 살고 있었다.

반듯한 직장의 남편과 자기 재능을 살려 축구 선수로 활동하던 아들과 함께 순천향대학교 서울병원 간호사로 20여 년 경력을 쌓아가던 나는 부모님의 자랑이었고 기쁨이었다.

그 기대에 기대어 열심히 살다 보니 보람을 가지고 열심히 일할 직장과 돌아가 쉴 만한 포근한 쉼터인 가정이 내게 선물처럼 주어져 있었다. 이 둘 사이를 오가며 지속했던 안락한 생활이 내게 영원할 줄 알았는데, 불행은 늘 그러하듯 아주 예기치 않은 순간에 찾아왔다.

2015년 7월 17일, 내 나이 47세에 촉망받는 간호사에서 유방암 환자라는 타이틀을 얻게 되었다. 진단받기 전날까지 간호사로서 순천향대학교 서울병원에서 소임을 다하고 있었다. 과중한 병원 업무와 인증평가 마무리를 위해 바빴기에 유난히 피곤하고 수척해진 내 모습의 원인이 가슴 한쪽에서 시작된 암 덩어리 때문이라고는 생각조차 할 수 없었다.

암 덩어리는 아주 우연히 발견되었다. 잠을 자려고 누웠다가 우연히 만져본 가슴 유두 옆에서 딱딱한 돌덩어리 같은 무언가가 만져졌다. 순간 싸늘한 식은땀과 함께 두려움이 엄습했지만 많은 암 환우들 틈에 선 내 모습은 상상도 할 수 없는 일이었다. 그날 밤은 어떻게 시간이 흘렀는지 모른다. 어설픈 선잠으로 자다 깨다를 무한 반복하며 아침을 맞았다.

삶의 불운은 파도처럼 연달아 찾아온다고 누가 말했던가. 두려움에 떨던 그 아침을 열었던 것은 아들의 고통스런 부르짖음이었다. 아들은 극렬한 복통을 호소하고 있었다. 밤새 홀로 감당해야 했던 두려움을 서둘러 접은 채 아들을 데리고 응급실로 달려갈 수밖에 없었다. CT 촬영 결과 아들은 급성충수염 진단을 받았고 급히 수술방으로 옮겨졌다. 아들의 수술이 진행되는 동안 서둘러 진행된 유방 촬영검사와 연이은 조직검사 결과 나는 림프 전이가 있는 유방암 2기 환자가 되어 있었다.

친정엄마는 이 모든 불운의 원인이 자신이라도 되는 듯 울부짖고 계셨다. 엄마도 내 나이 즈음 자궁암으로 자궁을 잃으셨기에 암이라는 그 나쁜 것을 물려주어 딸이 고통받고 있다고 이 상황의 모든 책임을 눈물과 한탄으로 지고 계셨다.

그 모습을 지켜보는 나는 너무 마음이 아팠다. 모든 것이 일그러져버린 것 같은 직응이 안 되는 상황과 엄마의 눈물 어린 호소 속에 두려움과 슬픔으로 조각조각 부서지고 있었다.

그 와중에 수술방에서 나와 의식을 차린 아들이 간호사들이 주고받는 이야기를 들었던지 엄마가 유방암이냐고 울며 묻고 있었다. 그렇다. 어제까지만 해도 환우들을 돕던 간호사에서 하루 사이에 나는 유방암 2기의 환우가 되어 있었다.

너무나도 소름 돋는 상황이다. 엄마 나이 47세, 자궁암 진단을 받으시고 난소와 자궁을 모두 들어내는 큰 수술을 받으셨다. 그런데 내 나이 47세, 유방암 2기로 진단을 받고 한쪽 유방을 잃어버릴 상황에 처한 것이다. 내 딸을 살려달라는 엄마의 울부짖음과 앞으로 내가 겪게 될 모든 절차가 이상하게 겹쳐져 나를 더욱 슬픔과 두려움에 떨게 만들었다.

아드리마이신 항암 4차가 시작되었다. 항암 1차 후 14일 만에 머리카락이 빠지기 시작했다. 가족들과 북해도 여행을 떠날 때도 그 사실을 말하고 싶지 않아서 모자를 쓰고 단행했었다. 결국 한 뭉텅이씩 빠지는 머리카락을 숨길 수 없었다.

여행 중 그 사실을 안 가족들이 부둥켜안고 낯선 이국땅에서 소리 내어 펑펑 울었던 기억은 잊을 수가 없다. 나를 포기하지 못하는 가족들과 살기 위한 몸부림이 시작되었다. 결국 여행을 마치고 돌아와서 삭발을 감행했다.

항암 2차 후 포터를 넣은 자리로 인한 통증과 지속되는 출혈로 고생을 해야만 했다. 항암 3차 후에는 눈에 모래가 들어간 듯 아파 와서 고통스런 시간을 보냈다.

항암 4차 후 얼굴, 입술 옆에 포진이 생기고 입안이 다 헐어서 식사를 제대로 할 수 없었다. 그리고 연이어 전신 통증이 찾아왔다. 매번 새롭게 감당해야 할 고통들이 치료 과정과 함께 단계별 숙제 꾸러미처럼 주어졌다.

탁솔항암 4차가 시작되었다. 항암 5차 후 부종과 함께 백혈구 수치가 0까지 떨어져 1인실 격리치료를 받아야 했다. 항암 6차 후 전신에 홍반과 함께 달갑지 않은 가려움증이 찾아왔다.

항암 7차 후 얼굴에 부종과 함께 관절 통증이 생겨나 걷기가 어려워졌다.

항암 8차 후 거의 먹을 수 없었고 누워서 생활해야만 했다. 조금만 걸어도 심장이 터질 것 같아서 걷는 것 자체를 포기해야만 했다. 부종이 심해져서 얼굴도 심하게 붓고 체중은 60킬로그램까지 다다르게 되었다.

부어오른 스스로를 바라볼 때도 자괴감이 들었지만 타인들이 날 바라보는 시선에 서러움이 북받치곤 했다. 건강했던 시절과는 너무나도 달라진 내 모습에 눈물을 애써 참고 환하게 웃어주던 병원 동료들과 친구들, 그리고 매일처럼 병든 딸을 수발하며 "잘 지낼 수 있다! 살 수 있다!"라고 희망을 이야기해주었던 우리 엄마 덕분에 나는 희망을 붙잡을 수 있었다.

그렇게 항암 8차, 그리고 표적치료 허셉틴 18차, 1년 반의 항암 치료를 꼬박 채웠다. 선항암 1년 후 유방 절제수술 및 림프 전절제, 그리고 등근육을 사용한 동시 재건복원수술까지 10시간의 대수술을 받았다. 그렇게 암 환우에서 다시 건강한 일반인으로 돌아가기 위한 준비를 마쳤다. 수술 후에도 림프부종으로 물리치료와 마사지 치료를 6개월간 받아야 했다.

허셉틴 치료 중에 가족들의 동의를 구해 요양병원에 두 달 정도 입원했다. 그곳에서 매일 아침마다 등산하고 환우들을 돌보면서 조금씩 삶의 희망을 찾아 회복하기 시작했다.

병원에서의 생활이 견디기 위한 시간이었다면, 요양병원에서의 생활은 암을 극복한 환우들과 체험담을 나누며 항암 치료기 동안 지친 몸과 마음을 추스르는 시간이 되었다. 하지만 오랜 병원 생활 동안 엄마의 돌봄을 받지 못해 지친 아들의 죽고 싶다는 극렬한 요청에 떠밀려 요양병원을 떠나 가정으로 서둘러 돌아와야 했다. 엄마라는 자리가 주는 무거움을 끌어안고 아들의 지친 상황을 돌보고 스스로를 추스르며 그렇게 일상이란 보금자리로 돌아오게 되었다.

2018년 11월 지금 나는 유방암을 극복한 건강한 모습으로 간호조무사를 양성하는 간호학원에서 강사로 일하고 있다. 암 진단부터 항암과 투병 기간 동안 희망이 보이지 않는 긴 터널을 걷는 느낌이었는데 결국은 밝은 빛이 있는 반대편으로 지나 건너오게 되었다. 더 많은 임상을 지켜보았고 항암과 투병의 치열한 결과를 알았기에 더욱 두려웠던 시간이었다.

하지만 암을 극복하려고 몸부림치고 살고자 하는 의지를 불태웠던 많은 이가 불빛처럼 사그라들기도, 다시 희망으로 살아나기도 하는 힘겨운 시간을 온몸으로 관통해 지나왔다. 다시 현장에서 환우들을 격려하고 삶에 대한 희망의 불을 지피는 간호사로 돌아갈 수는 없었지만, 의료 현장에서 환우들을 일으켜 세우는 전문인력을 키우는 현장에 나는 다시 서 있다.

누군가 끈질기게 암을 이겨낸 동기가 무엇이냐고 묻는다면, 그 중 하나는 먼저 암을 앓고 지나서 내 목숨은 거두어가고 대신 내 딸만은 살려달라고 울부짖으며 호소하던 엄마 때문이라고 말할 수 있다. 자궁암을 앓고 "나도 잘 이겨냈으니 너도 그럴 수 있다"고 매일처럼 간병하시면서 딸을 살리기 위한 먹거리와 수고의 손길을 아끼지 않았던 엄마를 위해서라도 꼭 살고 싶었다.

자궁암을 앓고 계시던 엄마를 돌보았던 그때의 나와 유방암을 앓고 있는 딸을 돌보던 엄마의 그 마음이 다르지 않다는 것을 나는 잘 알고 있었다. 내가 살아나지 않으면 금방이라도 엄마가 와르르 무너져 내릴 것만 같았다. 그래서 더욱 삶이라는 그 끈질긴 줄을 놓을 수가 없었다.

그리고 나를 지탱시킨 또 다른 하나는 암이 발병되기 전에 시작했던 대학원 공부였다. 항암 치료를 받고 치료를 견디면서 2017년 여름 5학기를 마치고 병원서비스경영학 석사 학위를 취득했다. 발병 사실을 알고 모두가 그만두라고 한 공부였지만, 지금 생각해보면 오롯이 통증에만 집중하지 않고 힘든 시간을 지나는 데 큰 보탬이 되었다. 무언가를 배우고 알아가는 일이 어둡고 그늘진 시간 내내 삶에 대한 의지를 지피는 잉걸불 역할을 해주었다.

엄마는 자궁암이라는 거대한 파도를 견디며 삶의 꽃을 피웠고, 나 역시 유방암이라는 세찬 파도를 견뎌내고 제2의 인생이란 꽃봉오리를 피워내는 중이다.

끝나지 않을 것 같은 긴 터널이었지만 사랑하는 엄마와 동료들의 따뜻한 응원에 이끌려 건강하게 지나올 수 있었다. 같은 아픔을 가진 암 환우들과 나눈 두 달여의 시간도 나를 살리고 회복시키는 데 큰 힘이 되어주었다. 동글고 반짝이는 하트 모양의 초록 잎새들이 나란히 바다를 향해 줄기를 뻗듯, 그때 나는 암 환우들과 함께 너울대는 불운의 파도에도 불구하고 희망이란 너른 모래사장을 향해 줄기를 힘차게 뻗어보기로 결심했다.

지나간 아픈 기억을 떠올리는 일이 쉽지는 않았다. 지금도 그때를 생각하면 가슴이 먹먹해지고 눈시울이 붉어진다. 하지만 내가 뻗은 희망의 줄기가 나와 비슷한 상황에 있는 누군가에게 또 다른 힘과 위로가 되기를 바라며 작은 용기를 내어본다.

'몰아치는 파도에도 불구하고 희망을 향해 줄기를 힘차게 뻗어보라고!'

삼촌의 열매

오대환(가명)

　포털사이트 검색창에 '호지킨 림프종'을 검색하자, 정보들이 쉴
새 없이 화면을 채우기 시작했다. 병에 대한 정확한 정보를 알기
위해 검색을 했지만 사실 내가 보고 싶었던 내용은 괜찮다는 말
이었나 보다. 괜찮다고, 완치하기 쉬운 암이라고 누군가 확언해주
었으면 했다. 그러나 그런 내용은 보이지 않았다.

　책상에 머리를 처박고 한숨을 내쉬었다. 워낙 마르고 가랑가랑
한 체구였지만 요즘은 볼이 파일 정도로 몸이 안 좋아지신 삼촌
의 병명은 호지킨 림프종이었다.

　직접 농사지으신 곡식으로 방앗간을 운영하시면서 떡 배달까
지 하셔도 감기 한 번 걸리지 않으셨던 삼촌이 암이라니. 믿어지

지가 않았다.

어릴 때부터 형과 나는 삼촌의 오토바이 짐칸에서 놀았다. 삼촌이 곡식과 떡을 외지로 배달하기 위해 커다란 짐칸이 달린 오토바이에 시동을 걸면 부리나케 달려와 짐칸에 올라탔다. 삼촌이 오토바이를 모는 모습을 더 가까이서 보려고 형과 서로의 몸을 밀기 일쑤였다.

자전거를 가르쳐준 것도 삼촌이었고, 고등학교까지 공부를 시켜준 사람도 삼촌이었다. 삼촌은 여동생인 엄마와 조카인 우리를 두말없이 받아들여 책임져 주셨다. 이미 삼촌에게도 3명의 아이들이 있었다. 그 때문에 새벽별을 보고 일어나 새벽별을 보고 잠이 드는 삼촌은 엄마와 우리 형제의 아버지였고, 울타리였다.

도시에서 같이 살던 진짜 아버지는 걸핏하면 밥상을 뒤엎는 분이셨다. 된장 뚝배기를 뒤집어쓴 엄마가 아버지에게 폭행을 당하는 동안 형과 나는 바닥에 흩어진 반찬을 줍고, 걸레질을 했다. 안 그러면 엄마가 더 많이 맞는다는 걸 알기 때문이었다.

찌개의 위치가 잘못되었다거나, 반찬이 짜다는 이유로도 엄마는 팔이 부러질 정도로 심한 폭행을 당하셨다. 자라면서는 우리도 얻어맞기 시작했다. 그러다 아버지가 던진 의자에 맞아 형의 뒤통수가 찢어진 날이었다. 엄마는 술에 취해 잠든 아버지 몰래 짐을 쌌다.

어떤 언질이 없어도 형과 나는 숨소리조차 내지 않았다. 살기 위해 탈출하는 것임을 잘 알고 있었다. 우리 셋은 발소리를 죽여 단칸방을 빠져나왔다. 화장실조차 가지 않고 몇 시간을 달려 시골에 있는 외가에 도착했을 때, 삼촌은 아무 말씀도 하지 않으셨다.

그날 밤 삼촌이 불을 뜨끈하게 올려주신 방에서 우리 셋은 처음으로 마음 편하게 잠이 들었다. 어디서 뭐가 날아올지도 모른다는 두려움 없이 일어나 밥을 먹고 나니 비로소 사는 것 같았다.

삼촌은 시골까지 찾아와 대문을 부술 듯 두드리며 행패를 부리는 아버지를 상대하면서도 우리에게 얼굴 한 번 찌푸리지 않으셨다. 아버지와 몸싸움을 할 때면 뒤로 밀려 쓰러지셔도 마당을 쓰는 빗자루를 휘두르며 끝까지 우리 식구를 내놓지 않으셨다. 결국 아버지가 포기하고 발걸음을 끊자 우리 가족의 질긴 악몽도 끝나게 되었다.

그런 삼촌이 책임지고 있는 건 우리뿐만이 아니었다. 아흔이 넘으신 할머니도 삼촌이 모시고 계셨다. 할머니는 치매를 앓고 계셨기 때문에 식구 중 한 사람은 집에서 함께 있어야 했다. 그래서 우리 형제는 번갈아가며 삼촌과 떡을 찌거나, 집에서 할머니를 모시는 일을 했다.

삼촌은 집안의 대들보라는 말로도 부족했다. 삼촌은 우리 집 그 자체였다. 그랬기 때문에 병원에 가는 것이 늦어졌다. 이유 없이 피부가 심하게 가렵고, 오른쪽 다리가 부어올라 바지가 맞지 않아도 삼촌은 그저 피곤해서라고 넘기셨다. 실은 병원에 가실 시간이 없으셨다. 9명의 식구들을 먹여 살리기 위해 삼촌은 당신의 몸을 돌볼 여유를 갖지 못하셨다.

결국 허벅지 안쪽에 생긴 혹 때문에 걸음이 불편해지실 정도가 되어서야 찾아간 병원에서 호지킨 림프종 진단을 받으셨다. 병원에서는 왜 이제야 왔느냐고 삼촌을 나무랐다. 삼촌은 우리 식구들을 다 책임질 때처럼 묵묵한 표정으로 아무 대답도 하지 않으셨다.

의사 선생님은 그래도 호지킨 림프종은 항암 치료로 완치할 수 있는 병이라고, 환자의 의지가 제일 중요하다고 말씀하셨다. 두 달 후 삼촌은 항암 치료를 위해 목 밑에 카데터를 삽입하는 수술을 받으셨다. 2주에 한 번씩 항암 치료가 시작되었다.

그러자 삼촌의 식사량이 줄어들었다. 고봉밥을 두 그릇씩 드시던 삼촌은 힘없이 숟가락을 그냥 놓으시곤 했다. 뭉텅이로 머리카락이 빠지고, 몸살기운처럼 결리고 아픈 통증이 계속 삼촌을 괴롭혔다.

밤이면 겨우 삼키신 밥과 약을 토하는 삼촌은 하루가 다르게 말라가셨다. 병원에서는 통원치료를 고집하지 말고 입원을 하라고 권했지만 한사코 거부하셨다. 일을 놓을 수가 없어서였다. 의료적인 지식이 없는 내 눈에도 더는 일을 하면 안 될 것 같았다.

그래도 삼촌은 방앗간 기계를 돌리시고, 떡을 찔 쌀을 안치셨다. 식구들이 아무리 말려도 소용이 없었다. 일을 해야 살아갈 의지도 생기는 거라고. 살아 있는 한 살기 위해 최선을 다할 거라는 말씀에 더는 삼촌의 앞을 막을 수 없었다. 힘으로는 도저히 이길 수 없는 아버지를 상대로 계속 빗자루를 휘두르던 그 모습 그대로였다. 그게 삼촌이었다.

체력이 약해져 전만큼 움직이실 수 없는데도 삼촌이 애를 쓰신 것은 사촌 형제들과 우리 형제에게 일을 가르치기 위한 것임을 나중에야 알았다. 말씀은 하지 않으셨지만 삼촌이 없어도 집안을 꾸려갈 수 있도록 준비를 시키셨다.

우리는 어떻게 작물의 당도를 끌어올릴 수 있는지 비법을 배우고, 시간이 지나도 굳지 않는 떡 반죽의 비율도 배웠다. 직접 주문을 받고, 배달을 가면서 손님을 대하는 법도 익혔다. 그러는 동안 형과 나는 자주 하늘을 올려다보며 눈물을 삼켰다.

삼촌이 하시던 일을 맡아서 해보니 한 사람이 감당할 만한 강도가 아니었다. 우리는 다섯이었는데도 헉헉거리며 삼촌의 빈자리를 겨우 채웠다. 서툴고 투박했지만 점차 일에 익숙해지자 삼촌은 조금씩 일을 쉬시면서 치료에 집중하셨다.

항암 치료는 마치 두더지를 잡는 것과 같았다. 부작용이 여기서 튀어나오면 이 구멍을 막고, 저기서 튀어나오면 저 구멍을 막으면서 끝까지 버텨야만 했다. 삼촌은 이제 더는 삼촌을 알아볼 수 없는 할머니를 위해, 외숙모님과 엄마를 위해, 세 아이들과 우리 형제를 위해 그 힘든 치료 과정을 견디셨다.

다행히도 항암 치료의 경과가 무척 좋았다. 삼촌은 1년간의 치료를 통해 완치 판정을 받으실 수 있었다. 그러나 이 병은 치료가 잘되는 반면 재발의 위험성도 높은 병이라고 했다. 앞으로 6개월에 한 번씩 검사를 하면서 5년간은 추적을 해야 한다고 했다.

오늘까지도 삼촌은 병원에 다니시며 여전히 방앗간 기계를 돌리시고 떡을 배달하신다. 이대로 완치인 채 끝나게 될지, 다시 재발하게 될지는 아무도 알 수 없다. 그러나 확실한 것은 다시 암 때문에 투병하게 되더라도 삼촌이 주어진 삶을 살기 위해 최선을 다하실 거라는 것이다.

우리는 그런 삼촌의 모습을 마음 깊이 새겼다. 삼촌이 항암 치료를 하시며 가족들의 생계를 위해 일을 하셨듯, 우리도 어려움이 찾아올 때마다 극복하기 위해 노력하면서도 삶을 놓지 않았다. 오히려 우리는 삼촌의 모습을 떠올리며 현재의 주어진 삶에 더욱 최선을 다했다.

어이없는 일로 해고를 당할 때도 있었고, 억울하게 다치는 사람도 있었고, 가정을 꾸렸지만 이혼을 한 사람도 있었다. 그래도 삼촌이 책임지고 기르신 5명의 아이들은 계속해서 앞으로 나아갔다. 삼촌에게 배운 대로 흔들림 없이 자신의 인생을 살 수 있었다. 우리 5명은 삼촌이 맺으신 인생의 열매였다.

나는 요즘 포털사이트 검색창에 더는 암에 대해 검색하지 않는다. 대신 아버지와 아들이 함께할 수 있는 즐거운 일을 찾아본다. 지난달에는 새로 산 모자를 쓰고 삼촌과 야구장에 다녀왔다. 야구팀이 있는 지역에서 평생을 살아오셨지만 야구장에 발을 들인 건 처음이라며 삼촌이 너털웃음을 터뜨리셨다.

다음 달엔 전동 킥보드를 탈수 있는 곳으로 삼촌을 모시고 가려고 한다. 우리가 어릴 때 삼촌이 자전거를 가르쳐주신 것처럼 이번에는 우리가 삼촌에게 전동 킥보드 타는 법을 알려드리려고 한다. 그렇게 계속되는 삶을 최선을 다해 같이 살아갈 것이다.

저는 남편이 없으면 못 살아요

김기열

우리 남편은 박노섭 씨다. 충남 서산에 살며 호적 나이는 70세이고 실제 나이는 73세다. 지금 혈액암 종류인 악성 림프종을 앓고 있으며 항암주사 6번을 맞았고, 살기 위해 항암 부작용과 아주 고통스러운 나날을 강한 의지로 힘겹게 버티고 있다.

내가 몸이 약한 탓에 우리 남편은 젊어서부터 집안 살림을 도맡아 해줬고 난 남편을 100퍼센트 의지하며 살아왔다. 난 큰아들을 가슴에 묻고 살면서 그 큰 충격으로 지금까지 수면제를 먹으며 살고 있다. 우리 남편은 5년 전에 교통사고를 당해 목 수술, 척추 수술, 팔 수술을 서울 ○○병원에서 무혈수술로 했다.

2018년 6월 말 목이 아프고 열이 많이 나 동네 병원과 의료원

262

에 갔지만 열은 40도까지 올라 내려가지 않았다. 딸꾹질도 3일이나 했다. 천안에 사는 딸이 달려와 ○○병원에서 이틀간 치료를 받아도 열은 그대로였다.

서둘러 서울 ○○병원 응급실로 갔다. 피검사와 CT를 찍고 나니 의사 선생님은 일주일을 기다려야 하며 병실이 없다면서 나가라는 말투였다. 우리 남편은 열이 41도까지 올라 경련까지 일어나고 땀이 범벅이 되어 죽을 지경이었다.

한국에서 큰 병원이고 치료를 잘하는 병원이라고 왔는데 생명이 위급한 환자를 이렇게 대하느냐고 했다. 나는 화가 많이 났고 고통받는 남편을 보며 주저앉아 울었다. 어떤 환자 보호자가 병실을 배정받는 것을 보고 나도 빨리 가서 "병실이 있어요?" 하고 물었다. 환자 이름이 뭐냐고 묻기에 "빅노섭 씨예요" 했더니 의사의 병실 처방이 없어서 안 된단다.

난 한숨만 계속 쉬면서 ○○대학병원으로 갔다. 교수님은 남편의 심한 경력을 보고 빨리 입원시켰다. 감염내과였다. 받을 수 있는 검사는 모두 했다. 간생검, PET-CT, 골수검사까지 했지만 병명이 나오질 않아 치료를 못 해 열이 계속되어 남편은 죽을 지경이었다.

며칠이 지난 후에 수액과 영양제, 해열제를 맞았다. 해열제를 맞으면 2시간 정도 열이 내렸다가 다시 올랐다. 식은땀이 너무 흘러

하룻밤에 환자복을 4번씩이나 갈아입었다. 하루에도 해열제를 몇 번씩 맞았는지 모른다. 식사는 죽 한 그릇이 나왔다. 열이 잠깐 식었을 때 남편과 내가 먹고도 남았다.

남편은 열이 41도까지 올라 심한 경련과 헛소리까지 했다. 소변은 내가 계속 받아냈고 걷지도 못했다. 병원에선 병명이 나오질 않아 제대로 치료를 못 한다고 했다. 한국에서 큰 병원으로 알려져 있는데 병명을 몰라 치료를 못 한다니 가슴이 터질 것만 같았다. 병원에 대한 불신으로 화가 많이 났지만 환자는 약자이기 때문에 참을 수밖에 없었다.

서산에서, 그리고 천안에서 자녀들이 왔다 갔다 했지만, 서로 안타까운 마음으로 한숨만 쉬며 서로를 바라만 봤다. 감염내과에서 병명을 못 잡으면 다른 종양 내화하고 협진을 해서 빨리 병명을 찾아 우리 남편을 살려야 하는데 생각하며 안타까운 마음만 녹고 녹았다.

열흘이 넘었을 때 주치의 교수님께서 "림프종이 의심됩니다"라고 하셨다. 난 림프종이 어떤 병인지도 몰랐다. 인터넷을 찾아보니 혈액암 종류의 악성암이었다. 난 하늘이 무너지는 것 같았고 힘이 빠져 주저앉아 소리 없이 목울음으로 계속 울었다. 남편을 잃을 수 있다는 생각에 내 정신이 아니었지만 남편이 눈치챌까 봐 얼른 얼굴을 고쳐먹었다.

서산과 천안에서 자식들이 올라왔다. 내가 정신줄을 놓으면 모든 것이 무너진다는 생각과 닥친 현실 앞에 강하게 대처해야 어떻게든 남편을 살릴 수 있다는 생각으로 자식들 앞에서 약한 모습을 보이지 않았다. 교수님한테 병기가 몇 기냐고 물었더니 3기라고 했다. 사위한테는 4기라고 했단다. 림프종이 의심된다고 말한 지 2~3일 지났는데 4기가 됐다니 심장이 떨리고 도무지 이해가 안 갔다.

절망하기보다는 우리 남편 꼭 살려달라고 하느님께 수없이 기도했다. 의사 선생님이 오시더니 주치의 교수님께서 일주일간 학회를 다녀와야 한다고 말했다. 나는 한순간이 급하고 우리 남편을 빨리 살려야 하는데 숨이 멎을 것만 같았고 미칠 것만 같았다.

간호사 선생님이 스테로이드 수액을 놓고 가니 열이 좀 내렸다 올랐다 했다. 지금 이 글을 쓰는 순간에도 ○○대학병원에서 우리 남편은 높은 열 때문에 심한 경련과 계속 헛소리까지 하고 식은땀으로 범벅이 돼서 죽을 고비를 어떻게 넘겼는지 현기증이 나서 생각하기도 싫었다.

지금 우리 남편의 생명은 한시가 급하다. 우리 아들, 딸, 사위가 아는 사람들한테 여기저기 알아봤다. 서울 ○○병원 유○○ 교수님이 명의라고 소개받아서 그날 저녁 상계 ○○병원 응급실로 갔다. 그런데 갑자기 남편의 혈압이 떨어져서 중환자실로 옮겼다.

나와 딸은 병원 근처에 방을 얻어놓고 하루에 2번씩 면회를 하면서 생활했다. 유○○ 교수님은 우리 남편의 건강 상태는 좋지 않지만 빨리 치료해야 한다면서 중환자실에서 항암주사를 맞았다. 나이와 건강 상태 때문에 약하게 주사를 놓았다고 하셨다.

난 "하느님, 우리 남편 꼭 살려주세요. 저는 남편이 없으면 못 살아요" 하며 수없이 기도했다. "왜 하필이면 우리 남편이 암인가요?" 하며 분노하거나 누구를 원망하지 않았다. 누구나 암에 걸릴 수 있는 유전자는 갖고 있기 때문에 누구나 암에 걸릴 수 있다고 생각했다.

다만 생활습관이나 환경 요인으로 암에 더 잘 걸릴 수 있다고 생각했다. 지금은 우리 남편을 살릴 수 있는 방법이 무엇인지 알아야 했다. 내 생각이다. 유○○ 교수님의 지시대로 치료를 잘 받는 것이다. 또 암세포는 정상세포보다 더 강하고 공격적이기 때문에 골고루 잘 먹고 적당한 운동을 해서 면역력을 키워 암세포와 싸워 이기는 것이다. 또 살아야겠다는 아주 강한 의지를 갖는 것이다. 부정적인 생각보다 긍정적인 생각으로 정신건강을 다스리는 것이지만 심한 고통을 겪는 환자는 쉽지 않다. 하지만 죽을힘을 다해 이를 악물고 자신과 싸워 이기려고 결심해야 한다.

난 남편이 항암주사를 맞으면서부터 안 먹으면 죽는다, 토해도 먹어야 산다, 또 운동을 안 하면 죽는다, 다리에 힘이 없어 걷지 못한다고 할 때도 지팡이라도 짚고 운동해야 한다고 말하며 살아야겠다는 강한 의지가 없으면 죽는다고 하루에도 수없이 잔소리를 했다.

다행히 우리 남편은 내 말을 따르려고 정말 많은 노력을 한다. 옆에서 남편의 고통스러운 모습을 보면 남편 몰래 한숨과 목울음으로 생활한다. 남편의 머리카락이 빠진 것을 보면 가슴이 아프고 눈물겨웠지만, 아직 갈 길은 멀고 고통은 이제부터 시작이라는 독한 마음으로 내 마음을 다잡았다.

우리 작은며느리는 중학교 수학 교사다. 사춘기 아이들을 가르치느라 피곤하고 지친 몸인데도 시아버지를 위해 암에 좋다는 유기농 수프를 처음 항암주사를 맞을 때부터 지금까지 만들어 온다. 유기농으로 만든 주스도 매일 만들어 오지만 간에 무리가 갈까 봐 거의 내가 먹는다.

우리 며느리는 우울한 시아버지를 위해 림프종 환자들이 건강을 되찾은 경험담을 들려주고 배가 아플 때 배 마사지와 어깨도 주물러주고 화한 웃음으로 시아버지를 위로한다. 그런 모습을 보는 난 우리 며느리가 눈물 나도록 고맙다.

서울에서 1년에 한 번 림프종에 대해 많은 교수님의 이야기와 지식을 전해 듣고도 왔다. 천안에 사는 우리 딸도 암에 좋고 면역력에 좋은 음식을 택배로 보내주고 또 자주 온다. 단백질에 좋다는 자연산 장어를 5시간쯤 끓여 체에다 받쳐 시래기, 우엉, 마늘을 같이 넣고 식혀서 한 번 먹을 만큼 팩에다 넣어 자주 가져온다. 딸은 하루에도 몇 번씩 전화해서 아버지가 어떤 음식을 얼마나 드셨는지 확인한다. 큰아들, 작은아들, 큰며느리도 효자다. 나는 자식들의 고마움에 가슴이 뜨거워지고 자식들의 효심에 우리 남편이 병마와 싸워 이길 것을 믿는다.

우리 남편은 부정맥 약과 전립선 비대증 약을 복용한 지 몇 년이 되었다. 그래도 73세인 우리 남편이 고혈압과 당뇨병이 없는 것을 다행으로 생각한다. 우리 남편은 의지가 강해졌다. 한 번도 토하지 않고 억지로라도 음식을 먹는다. 운동도 열심히 하려고 정말 노력을 많이 한다. 하지만 자주 겪는 항암 부작용으로 잠을 못자서 날을 새고 심한 변비 때문에 음식도 못 먹고 배가 아파서 괴로워하는 모습이나 온몸 통증과 허리 통증 때문에 몸부림치는 모습을 보는 난 가슴이 저려온다.

이 모든 고통이 살아야 할 이유이기에 견뎌야 할 과정이지만 남편의 강한 의지도 허물어지고 약해지기도 한다. 난 속으론 울고 겉으론 남편을 강하게 대한다. 남편의 아침 식사는 며느리가 해온 수프와 삶은 계란, 익힌 토마토와 고구마, 옥수수, 밤, 비타민과 통증에 좋은 체리, 비타민 왕으로 불리며 변비에 좋은 키위, 육쪽마늘 구운 것과 뉴케어를 조금씩이라도 골고루 드렸다. 점심과 저녁은 잡곡밥에다 콩을 넣고 단백질이 풍부한 장어탕과 소고기, 신선한 과일과 채소를 드렸다. 하지만 우리 남편은 예후가 그리 좋지 않은 병이라 항상 불안 초조하고 가슴이 뛴다. 그러나 유○○ 교수님을 믿는다. 유○○ 교수님이 가지신 탁월한 의술과 지혜와 올바른 판단력으로 우리 남편을 치료해주신다면 거뜬히 병마를 이길 것이다. 유○○ 교수님은 환자에 대한 애착과 진실함이 있으신 분이다. 또 신뢰가 가는 교수님이시다.

사실 난 남편을 돌보면서 정신적으로 너무 힘들다. 남편은 나에게 사사건건 트집을 잡고 나를 미워하며 계속 혼내기 일쑤다. 밥 해주는 아내가 고마울 텐데 왜 그러는지 이해가 안 간다. 집을 뛰쳐나가고 싶을 때가 한두 번이 아니다. 남편을 살려야 되겠다는 마음으로 사는 것은 본처니까 살지 후처 같았으면 진즉 집을 나갔을 것이다.

누군가에게 물어봤더니 항암 부작용이라 그렇단다. 정신과 치료를 받는 사람도 있다는 걸 알고 이해는 했지만 난 이미 우울증이 온 것 같다. 내게는 90세 드신 친정어머니도 계신다. 한집에 살고 있지는 않지만 가까운 거리에 사셔서 매일 돌봐 드린다. 젊어서부터 어머니께 말대꾸 한 번 안 하고 살았는데 지금은 어머니께 싫은 소리도 하고 금방 후회한다.

나도 72세이기 때문에 그런 건지 환경 탓으로 마음이 좁아진

지도 모르겠다. 지금 이 글을 쓰고 있으면서도 두서없이 쓰고 있다는 생각이 드는 건 나이 탓이 아닐까 생각된다.

병원에 입원해 있을 때 병실이 비워지고 채워지는 모습을 본다. 건강을 회복해서 나가는 환자와 더 이상 치료할 수 없어서 나가는 환자를 보면서 삶의 무게를 느끼며 생이 무엇인지 가슴이 먹먹해지고 속눈썹에 이슬이 맺히고 고개가 스스로 숙여진다. 또 내가 살아 있다는 것에 감사한다.

병실에선 환자들끼리 무슨 병으로 왔느냐고 물어본다. 혈액암 종류인 림프종 암으로 왔다고 하면 '힘들다', '어렵다', 포기할 수밖에 없는 병으로 생각한다. 내 주위에 있는 사람들도 나를 보고 안타까운 표정을 짓는다. 하지만 난 희망을 갖는다. 림프종 암에 걸리는 환자가 많아 의학계에서 이 분야에 연구 노력을 많이 해서 새 삶을 찾은 사람들이 있다는 걸 잘 알고 있다.

우리 남편도 항암 3차 맞고 PET-CT 찍은 결과 좋아졌다고 했다. ○○병원 유○○ 교수님을 굳게 믿고 희망을 놓지 않는다. 우리 남편이 완쾌되었을 때 성공담 수기를 써서 고통받는 환자들에게 희망을 주고 싶다. 우리 남편이 건강해졌을 때 유○○ 교수님 가족을 모셔 서산의 싱싱한 해물로 식사를 초대하고 싶다. 난 집에서는 아들 얼굴 보는 것이 좋은데 병원에선 아들 얼굴보다 유○○ 교수님 얼굴 한 번이라도 더 보는 것이 좋다. 아마 그것은 우리 남편을 살려달라는 애원의 눈빛일 것이다.

사실 난 위암 직전인 장상피화생을 앓고 있는 지가 22년 되었
다. 내시경도 20번 했다. 식이요법으로 여기까지 왔지만 언제 위암
에 걸려 죽을지 몰라서 2004년도에 〈암 환자〉라는 시를 써놨다.
그런데 우리 남편이 먼저 암이라니 가슴 썩는 아픔을 느끼며 기
가 막힌다.

암 환자

한때는 살기 위해 서로 돕던 살세포가

어느 날 갑자기 미친 암세포 되어

피 말려 살 말려 날 죽이려 드네.

죽을 몸에 치장한 얽혀진 호스들

창자 뒤틀린 구역질에 빠져진 머리는 죽음보다 더 짙은 고통인데

그래도 가난한 집 한 채 팔아 살고만 싶다.

살아도 크게 웃어볼 세상 아닌데도 꼭 살고만 싶다.

아직은 소중한 내 식구 사랑할 성한 맘 있는데

아직은 밤하늘에 별 셀 수 있는 성한 눈 있는데

아직은 사랑하는 이 맞으러 갈 성한 발 있는데.

지독하고 잔인하고 질긴 암 병 넌. 성한 몸까지 묻히길 바라고 있는가.

치료 대상, 실험 대상, 돈 대상, 죽어감을 지켜준 의사님들은

무딘 감각으로 죽어간 이 지불한 돈만 세고 있겠지.

암 병 넌. 돈 말려 살 말려 날 죽이고 있지만

나 죽어 널 죽일 수 있다는 걸 까맣게 모르고 있겠지.

사랑으로 이겨낸 항암 치료

이희정

안녕하세요. 길면 길고 짧다면 짧은 제 30년 인생에 드라마 같은 일들이 찾아와서 이렇게 사연을 올리게 되었습니다.

2017년 1월쯤이었겠다. 그땐 누구나 마찬가지로 20대 후반 직장인으로 정신없는 업무를 하고 있었고, 다음 해 가을에 중매 받았던 사람과 결혼을 하기로 예정되어 있어 결혼 준비를 하고 있던 참이었다. 이래저래 바쁜 탓에 건강에 적신호가 온지도 모른 채 하는 일에만 집중하고 있었다.

그러던 어느 날 하도 피곤해서 피부 마사지를 하는 엄마에게 마사지를 받다가 오른쪽 가슴에 딱딱한 돌멩이 같은 것이 만져졌다. 그다음 날 바로 회사에 반차를 내고 엄마랑 동네 큰 병원에 갔는데, 그때부터 ○○병원까지 순차적으로 진행되어 유방암 3기라는 진단을 받게 되었다. 엄마는 너무 놀라셔서 거의 기절 직전이셨고, 나는 생각 외로 덤덤했다.

그때는 암이라는 병이 얼마나 큰 병인지 모르는 상태였고, 내 인생이 이렇게 끝나진 않을 것이라는 강한 확신을 하면서 이겨낼 수 있을 거라고 계속 다짐했기 때문이다.

그리고 무엇보다 결혼을 앞둔 그 상황에 대해 더욱 마음을 다잡고, 버텨내야 한다고 생각했다. 빨리 수술하는 것이 나을 것 같다는 주치의 선생님의 말씀에 급하게 수술을 잡고, 항암 치료에 들어갔다. 치료를 받는 동안 공기 좋은 곳에 가 있는 것이 나을 것 같다는 부모님의 의견에 따라 서울에만 29년 동안 살았던 내가 머나먼 청평에 있는 요양병원에 가게 되었다.

1차 항암을 시작했을 때 요양병원에 들어가게 되었고, 두 달 뒤에 상견례까지 잡혀 있는 마당에 암이라는 존재가 달갑지는 않았지만 '이 또한 지나간다'는 생각으로 이를 악물고 버텼다. 그런데 내가 강하게 마음먹은 것보다 1차 항암부터 응급실을 동네 병원 드나들 듯이 왔다 갔다 하기 시작했다. 그러던 사이 결혼 예정이었던 분도 많은 고민을 했었는지 미안하다고, 더 이상 함께하지 못할 것 같다고 이별을 고했다.

그때 처음으로 모든 것이 무너지는 것 같았다. 병에 걸렸다는 것이 정말 슬픈 일이라는 것을 알았기 때문이리라. 모든 것을 내려놓아야만 했던 상황이었다. 몸도 마음도 너무 힘들었지만 이겨낼 수밖에 없는 상황이었다. 아직 1차 항암밖에 시작을 안 했는데. 그렇게 1차 항암 도중에 응급실을 한창 왔다 갔다 할 때 요양병원에 차량 운행인원이 모자라서 원무과에 계시는 선생님 한 분이 대신 운행을 해주게 되었다.

내 나이 또래로 보이는 한 남자 선생님이셨다. 한 달 남짓 병원에 있어보니 요양병원에는 내 또래가 없어서 외롭기도 했었는데 또래를 만나니 반가웠다. 그래서 병원 오가는 동안 이런저런 이야기를 하게 되었다.

그 선생님도 32년 동안 창원에서만 쭉 살다가 병원 관계자가 추천을 해줘서 여기 직장에 들어온 지 한 달 반 정도밖에 안 됐다고 했다. 아무래도 답답한 마음에 별 생각 없이 내 푸념을 늘어놓게 되었다.

참 좋은 분이었다. 결혼 예정이었던 이야기부터 병에 걸린 상황까지 구구절절 늘어놓는데 귀를 기울여 들어주고, 본인의 경험담을 빗대어 위로도 해주었다. 그렇게 내 이야기를 들어준 이후 우연찮게 2~3번 정도 더 셔틀 운행이 연결되어 마주치게 되었다.

물론 차량 운행하는 동안 더 많은 위로를 받았고, 그 이후엔 간간히 휴대전화로 연락을 하게 되었다.

그러던 어느 날 항암 때문에 밥도 못 먹고 힘들어서 병실에만 누워 있었는데, 선생님이 노크를 하더니 나에게 선물을 하나 놓고 갔다. 핸드크림이었다. 누군가에게 선물을 받는다는 건 참 기분 좋은 일인 것 같다. 웃으면서 핸드크림 포장을 뜯어보았는데 그 안에 로또가 들어 있었다. 생전 로또를 해본 적이 없어 영수증인 줄만 알고 버리려 했다가 발견한 터라 암에 걸린 이후 처음으로 큰 소리를 내며 웃었던 것 같다.

나중에 들은 이야기인데, 힘든 시간을 힘들어만 하지 말고, 로또 되면 무엇을 할지 즐거운 상상하며 이겨내라는 메시지였다고 했다. 그 이후부터 조그마한 선물들이 조금씩 내 병실에 쌓이기 시작했다.

선물뿐이 아니었다. 내 병원 차트를 틈틈이 확인해서 내가 식사를 못 하거나 아프면 병실에 찾아와서 따로 간식을 챙겨주기도 하고, 주말 출근이 아닌데도 출근 일정을 만들어 크리스천인 나를 위해 차량 운행을 해주며 1시간 남짓 걸리는 교회까지 데려다주고 오고를 반복했다. 그렇게 힘든 와중에 힘이 되어주는 그 선생님께 너무 감사한 마음이 들었다.

하지만 한편으로는 자책도 들었다. 본인보다 어린 친구가 암에 걸렸는데, 결혼도 못 하고 힘들게 치료받는 게 안타까워서 이렇게 잘해주나 하고. 그리고 힘든 시기에 힘이 되어주는 그 선생님께 꼭 보답해야겠다는 생각이 들었다.

그렇게 연락을 하고 지낸 지 2개월이 지나간 때였다. 주일에 교회에 데려다주고, 내가 예배를 드릴 동안 기다리더니, 병원 들어가기 전에 점심을 먹자고 했다. 그리고 식사를 하면서 본인이 살아온 이야기며 연애 스토리를 구구절절 늘어놓았다. 본인 절대로 이상한 사람이 아니라면서 나랑 연락을 하는 동안 많은 고민을 했단다. 내 모든 상황을 알고 있고, 그리고 그걸 감당하겠다고 했다.

너무 당황했다. 이해가 되지 않았다. 사지 멀쩡한 건강한 청년이 왜 굳이 암이라는 병을 가진 여자에게 무모한 행동을 하는 걸까 하고. 처음엔 거절을 했다. 두려웠으니까. 이미 한 번 상처받은 내 마음, 그리고 앞으로 어떻게 될지 모르는 내 상황 때문에. 그런데 선생님이 말을 꺼내기를 "아픈 건 죄가 아니에요. 아프고 싶어서 아픈 것도 아니고, 누구나 아플 수 있어요. 희정 씨는 남들보다 조금 더 일찍 아프게 된 거고, 나도 살면서 아플 수 있어요. 그런 걸로 부담 갖지 말았으면 좋겠어요. 옆에서 보호자로 있어주고 싶어요"라고 이야기했다. 정말 여러 감정이 교차했지만 나는 그 따뜻한 손을 안 잡을 수가 없었다. 정말 따뜻했으니까.

이후 그 선생님은 내 남자친구가 되었다. 나와 만나기로 한 직후부터 부모님께 바로 여자친구를 만나게 되었는데, 요양병원에서 만난 암 투병하고 있는 사람이라고 밝혔다. 물론 부모님의 걱정 어린 시선을 뒤로한 채 오로지 나만 바라보았다.

나랑 연애한 지 얼마 안 되었을 때 다니던 직장을 그만둬야겠다는 판단을 하게 되어 요양병원에서 나오게 되었다. 그걸 아신 부모님의 연고지도 없는데 창원으로 얼른 내려오라는 제안도 단호히 거절했다. 내 항암 치료를 함께해야 한다고.

그때부터 내 남자친구는 내가 머물고 있는 병원 근처에 고시원을 얻어놓고, 6개월의 긴 시간 동안 짐을 바리바리 싸 들고 내가 받는 항암 치료를 동행하면서 내 옆을 든든하게 지켜주었다.

누구보다도 내 옆에서 든든하게 보호자로 있어준 그 사람을 보면서 깨달았다. 무조건적으로 받는 사랑이 어떤 것인지를. 타지에서 각자 30년 이상을 살다가 청평이라는 외딴 곳에서 만나게 된 우연 같지만, 신기한 인연에 진심으로 감사가 된다.

치료를 하는 동안 정말 사랑으로 이겨낸 것 같다. 나의 빡빡 깎은 대머리도 예쁘다고 해주고, 나를 위해 나보다 암에 대해 공부를 더 많이 하고, 치료에 대한 결정도 함께 고민해주고, 항상 사랑으로 나를 바라봐 주는 남자친구 덕분에 힘든 항암과 방사선 치료를 무사히 마치게 된 것 같다.

마지막 8차 항암 끝나고, 같이 보양식을 하자며 추어탕집에 가서 추어탕을 먹다가 그동안 고생했다며, 서로 부둥켜안고 울었던 일이 추억처럼 지나간다. 다른 사람들 시선은 아랑곳하지 않은 채.

지금은 남은 치료가 있어 열심히 치료받고 있는 중이다. 남자친구는 이직 준비를 하면서 내 옆을 여전히 지켜주고 있고.

우리가 연인이 된 지 벌써 1년이 지나갔다. 아무래도 치료에 대한 부작용이 커져서 아플 때도 많고, 재발·전이에 대한 두려운 마음이 생길 때도 있지만, 이 아픔도 감사하게 느껴지는 것은 내 인생에 있어 가장 소중한 선물인 내 편을 만났기 때문이다.

아픈 후부터는 죽음에 대해, 그리고 인생에 대해 자주 고민해보게 된다. 인간은 한 번 태어났기 때문에 살아가는 것이지만, 역으로 생각해보면 나이가 먹어갈수록 죽어가는 것이나 마찬가지인 것 같다는 생각이 들었다. 누구나 죽는 건 100퍼센트니까.

내 삶이 얼마나 주어질지는 하나님만 아시겠지만, 남은 인생 동안에는 내가 누릴 수 있는 것들을 더욱 의미 있게, 더욱 즐겁고 행복하게 보내고 싶고, 무엇보다 내가 사랑하는 사람들과 함께 보내고 싶다. 암 투병 중이신 분들 모두가 건강해지시길 늘 기도 드린다.

영원한 슈퍼맨이자
우리 가족의 중심, 큰아빠

임효주(가명)

나는 대한민국의 건강하고 평범한 여대생 임효주다. 현재는 부족하지만 꿈을 이루기 위해 열심히 노력하며 밝고 명랑하게 긍정적인 사고로 살아가고 있는 대한민국의 청년이다. 내가 이렇게 건강하고 꾸밈없이 밝고 명랑하게 성장할 수 있었던 것은 주변 가족분들의 정성 때문이라 생각한다.

나에게는 청각장애를 가지고 있는 부모님과 역시 청각장애를 가지고 있는 고등학생 여동생이 있다. 부모님은 두 분 모두 청각장애로 말씀을 못 하시기에 수화로 대화를 하시고 동생은 어렸을 때 청각에 이상이 생겨 보청기가 필요한 상황이다. 이러한 나에게는 친부모님 말고 또 한 분의 부모님이 계시다. 바로 나의 큰아빠이시다.

큰아빠는 내가 태어나자마자 애지중지 사랑을 듬뿍 주셨다. 내가 말을 배우기 시작할 무렵부터는 부모님과 의논하시어 한동안 큰아빠 집에서 주로 생활하도록 하셨다고 한다. 나에게 말을 배우고 할 수 있는 가정에서 성장할 수 있도록 배려해주신 것이었다.

나뿐만 아니라 내 동생도 같은 방법으로 교육하셨다. 나와 동생이 유치원, 초등학교, 중학교를 거치는 동안에도 늘 큰아빠는 우리와 함께해 주셨다. 학교의 행사나 졸업식에는 항상 큰아빠가 있었고, 선생님들과의 상담도 오직 큰아빠의 몫이었다.

학원을 다니고 싶어 했던 나와 동생을 위해 기꺼이 학원비를 내주시고 학업에 증진할 수 있도록 많은 지원을 해주셨다. 주변에 큰아빠 얘기를 하면 이런 친척 가족도 없다며 부러워하던 친구들…. 고민이 있을 땐 항상 큰아빠에게 전화하고, 학교에 무슨 일이 있을 때도 당연히 제일 먼저 큰아빠에게 전화했었다.

지금 생각해보니 큰아빠의 관심과 배려가 나의 초·중·고등학교 생활을 무난하게 보낼 수 있게 했던 원동력이 되었음을 다시금 느끼게 된다. 늘 우리 자매 때문에 걱정을 달고 사시는 큰아빠. 큰아빠는 우리 자매에게는 너무나도 큰 나무 같은 존재다.

작년에는 할아버지가 돌아가셨다. 슬퍼하시는 큰아빠를 보면서 우리에게는 항상 든든한 존재였지만 큰아빠도 할아버지의 아들이었다는 것을. 할아버지를 하늘나라로 보내드리고 아빠, 엄마, 여동생, 할머니, 큰고모, 작은고모, 큰엄마, 큰아빠의 아들인 오빠….

가족 모두는 슬픔 속에서도 큰아빠를 중심으로 잘 견디었다. 이제 정말 대가족의 가장은 큰아빠라는 것을 큰아빠도 알았기에 더욱 그 무게는 무거우셨을 것이다. 할머니도 큰아빠를 더욱 의지하시고 큰아빠는 그렇게 우리 모두의 대장이 되었다. 그런데 우리 가족 모두가 믿고 따랐던 큰아빠에게 너무나도 큰 일이 생겼다.

2018년 5월 17일, 큰아빠가 지하철로 이동 중이었는데 옆에 앉은 사람한테 민폐를 끼칠 정도로 땀이 비가 오듯 쏟아져서 충무로역쯤에서 내리셨다고 한다. 이런 경우가 처음이라 당황한 큰아빠는 무조건 지하철 밖으로 나가 약국을 찾아 상황을 설명한 후 약을 받아 나오셨는데, 마침 그 건물 4층에 내과가 있어 병원으로 바로 올라가셔서 진료를 받으셨다고 한다.

의사 선생님께서 설명을 들은 후 복부 초음파를 해보자고 하셔서 검사를 받으셨다. 그런데 아무래도 큰 병원으로 가서 진료를 다시 받아보아야 할 것 같다고 소견서를 써줄 테니 빨리 고대병원으로 가서서 진료를 받으라고 했단다.

큰아빠는 소견서를 가지고 고려대학교 내과를 방문하셨는데 담당 의사 선생님께서 소견서를 보시고 복부 초음파를 다시 하시면서 쓸개에 이상이 생겼다고 CT 촬영을 하자고 했다. CT 결과 담당 의사 선생님께서 담낭암이고 간 일부분까지 전이됐다고 했다.

이후 입원하셔서 PET 검사를 하셨고 다행히도 다른 장기로는 전이되지 않아 수술을 하기 위해 최종적으로 MRI 검사를 하셨는데 전이가 너무 깊게 되어 수술이 불가하다는 판정을 받으셨다.

이 모든 내용은 얼마 전 고모를 통해 알게 되었다. 2주 이상 검사를 하시면서 온 가족들은 슬픔에 빠졌다. 청천벽력과도 같은 큰아빠의 수술 불가라는 담낭암 판정은 모두를 실의에 빠지게 했다. 걱정과 근심 속에서 할머니는 실신하셨고 큰엄마, 오빠, 고모들, 우리 부모님은 눈물로 하루하루를 보내고 있었다.

지금은 항암 치료를 하기 위해 조직검사를 하고 결과를 기다리고 있다고 한다. 며칠 전 이 소식을 전해 들은 나는 너무나도 놀랐다. 암이라는 것도 잘 몰랐지만 더군다나 담낭암이라니 도저히 믿기지가 않았다. 담낭암에 대한 지식이 없어 여기저기 검색하며 자료를 찾아보니 담도암과 함께 예후가 좋지 않은 암으로 분류되어 있었고, 수술 불가 담낭암 환자의 생존율이 고작 평균 1년이라는 내용에 나는 다리에 힘이 풀려 그만 주저앉고 말았다. 너무나도 힘든 상황이라 어린 나에게는 얘기를 안 해주셨던 것 같다.

나와 내 동생이 이렇게 밝게 성장할 수 있도록 세상에 둘도 없이 항상 자상하게 챙겨주셨고 생일 때마다 "뭐 갖고 싶어, 아가씨

들?" 하는 그 목소리와 인자한 큰아빠의 얼굴이 생각나 눈물만 흐른다.

53세인 우리 큰아빠는 입시학원에서 20년 넘게 근무하시면서 많은 청소년을 지도하셨고 대학을 졸업하고 사회생활을 하는 제자들에게도 좋은 말씀으로 좋은 영향을 주신다. 결혼하는 제자들은 큰아빠께 주례도 부탁하고 고민이 있는 제자들은 도움도 청한다고 들었다. 마치 자신들의 부모님처럼 의지하고 생각하는 것 같다.

작년에 할아버지가 돌아가셨을 때에는 제자들과 제자들의 부모님까지 문상을 함께 오셔서 참 감사해했을 정도로 정도 많고 인정도 많은 분이시다. 더군다나 큰아빠와 큰엄마는 불쌍한 사람들을 보면 그냥 지나치지 못하는 평범하지만 정말 인간적인 분들이다. 또한 오랜 시간 동안 성당에서 봉사활동도 활발히 하시는 분들이다.

아무리 바빠도 남들과 가족들을 위해 이것저것 챙겨주시느라 당신 몸을 돌보지 못한 것 같아 더 마음이 아프다. 미약하겠지만 내가 큰아빠에게 조금이라도 도움을 드리고자 여기저기 치료 방법의 정보를 찾던 중 중입자 치료라는 것이 있어 자세히 보다가 암 환자 수기 공모를 알게 되었다. 수술도 힘들고 믿을 것이라곤 항암 치료밖에 없던 때에 희망이 생긴 것 같았다.

갑작스럽게 암 판정을 받고 비록 짧은 기간이지만 우리뿐만 아니라 다른 암 환자와 가족들의 고통을 어떻게 말로 표현할까? 죽음이 드리워진 어둠 속에서 절망 속에 있는 환자의 고통을 어떻게 표현할까? 두려움 속에 떨고 있을 큰아빠를 생각하면 너무 안타깝고 눈물만 난다. 한평생 가족을 위해, 주변 사람들을 위해 남만 생각하고 자신을 챙기지 못했던 자상하신 큰아빠는 우리 자매에게는 영원한 슈퍼맨이자 우리 가족의 중심이다.

마음으로는 늘 감사해했지만 감사함을 제대로 표현하지도 못했던 나는 너무나도 후회가 된다. 큰아빠에게 사랑받고 도움받았던 그 모든 것들을, 차마 표현하지 못해 죄송한 마음을 사회에 나가 큰아빠에게 표현하고 조금이나마 보답하고 싶다.

암을 이기는 사람들
그래도 잘 살고 있습니다

초판 1쇄 2019년 2월 25일

엮은이 매경헬스·중입자치료지원센터코리아
펴낸이 전호림
책임편집 박병규
디자인 제이알컴
마케팅 박종욱 김선미 김혜원

펴낸곳 매경출판(주)
등 록 2003년 4월 24일(No. 2-3759)
주 소 (04557) 서울시 중구 충무로 2 (필동1가) 매일경제 별관 2층 매경출판(주)
홈페이지 www.mkbook.co.kr
전 화 02)2000-2612(기획편집) 02)2000-2636(마케팅) 02)2000-2606(구입 문의)
팩 스 02)2000-2609 **이메일** publish@mk.co.kr
인쇄·제본 (주) M-print 031)8071-0961
ISBN 979-11-5542-961-7 (03510)

책값은 뒤표지에 있습니다.
파본은 구입하신 서점에서 교환해 드립니다.

이 도서의 국립중앙도서관 출판예정도서목록(CIP)은 서지정보유통지원시스템 홈페이지(http://seoji.nl.go.kr)와
국가자료공동목록시스템(http://www.nl.go.kr/kolisnet)에서 이용하실 수 있습니다.
(CIP제어번호: CIP 2019003284)